Maio

Medizin ohne Maß?

Der Autor

Giovanni Maio ist Lehrstuhlinhaber für Medizinethik an der Albert-Ludwigs-Universität Freiburg und leitet dort ein eigenes Institut. Er ist sowohl Philosoph als auch Arzt mit einer langjährigen klinischen Erfahrung. Maio kritisiert die Machbarkeitsvorstellungen einer technisierten Medizin und tritt für eine Ethik der Besonnenheit ein: »Ohne eine Einsicht in die Grenzen des Machbaren und den Sinn des Gegebenen können wir nicht glücklich werden.«

Dr. Bernt Kampmann

Giovanni Maio

heute, 5.11.'14, in Gießen!

Medizin ohne Maß?

Vom Diktat des Machbaren
zu einer Ethik der Besonnenheit

TRIAS

Zum Einstieg

»Alles kann nicht alles sein.«
(Ingeborg Bachmann)

Wer möchte die Möglichkeiten missen, die die moderne Medizin uns heute bereitstellt? Wir haben ihnen viel zu verdanken, von Anbeginn unseres Lebens bis zum Ende. Ja, dass viele von uns überhaupt am Leben sind, dass sie nicht an einer Krankheit oder einem Unfall sterben mussten, schulden wir zu einem großen Teil den Erfolgen der Medizin. Die Medizin hilft uns, unser Leben sorgenfreier zu leben, sie fängt uns auf, wenn uns eine Krankheit ereilt, die noch vor hundert Jahren ein sicheres Todesurteil bedeutet hätte. Insofern ist es eine große Errungenschaft, dass wir über eine moderne, gut funktionierende Medizin verfügen. Und dennoch: In dem großen und unbestreitbaren Erfolg liegt bereits der Keim einer Fehlentwicklung weiter Teile der modernen Medizin.

Was meine ich damit? Mit Fehlentwicklung meine ich die Beobachtung, dass die Medizin im Taumel ihres Erfolges insgeheim verspricht, alles im Griff zu haben. Sie suggeriert zunehmend, dass man sich heute, im Zeitalter einer hocheffektiven modernen Medizin, mit nichts mehr abzufinden brauche: Dank modernster Techniken kann die Medizin Krankheiten besiegen, sie kann Leben verlängern, den Körper verschönern, ehedem unheilbar Kranke für immer heilen – aber kann sie deswegen wirklich alles? In der von vielen Medizinbereichen angestimmten Euphorie des Machenkönnens wird zunehmend vergessen, dass es trotz aller Technik zum Menschen gehört, dass er nicht alles selbst bestimmen kann und die wesentlichen Dinge nicht in seiner Hand hat. Dieses »Vergessen« zieht es auch nach sich, dass es uns immer weniger gelingt, einen Umgang mit dieser Endlichkeit unseres Könnens zu erlernen – und es ist nicht zuletzt diese Kluft zwischen den maß-losen Verheißungen der Technik und der Unfähigkeit zu einem konstruktiven Umgang mit Grenzen, die zu den großen moralischen Engpässen wie zu einem wachsenden Unbehagen an »der Medizin« beiträgt, das unsere Gesellschaft immer stärker beherrscht.

In meinem Buch möchte ich mich jedoch weniger in die Phalanx der »Medizinkritiker« einreihen, die diesen gesellschaftlichen Unmut durch Skandalmeldungen bedienen, als vielmehr die Dinge wieder in den Blick rücken, die der Mensch trotz aller technischen Möglichkeiten eben nicht in seiner Hand hat und auch nie wirklich in seiner Hand haben kann.

Ich möchte über die Grenzen des Machbaren sprechen, aber nicht klagend darüber, dass der Mensch nicht alles selbst gestalten kann, sondern in dem Tenor, dass es vielleicht sogar gut ist, dass sich die wesentlichen Dinge dem technischen Zugriff entziehen.

Sensibilität für die Grenze

Die zunehmend bedrückender werdende Schieflage der modernen Medizin verlangt es, den heutigen Zugang zur Welt vom Grundlegenden her zu reflektieren und zu hinterfragen. Diese Hinterfragung ist umso notwendiger, als die Medizin dazu neigt, sich im Umgang mit dem Menschen allein auf naturwissenschaftliche Fakten zu konzentrieren. Ist der Mensch im Bewusstsein weiter Teile der Medizin geradezu ausschließlich das, was sich naturwissenschaftlich beschreiben lässt, so zieht dies fast zwangsläufig die Einstellung nach sich, dass dieses naturwissenschaftlich Beschreibbare ja auch verändert, manipuliert und umgestaltet werden könne. Die moderne Medizin konzentriert sich auf die Veränderung der äußeren Parameter und verlernt dabei immer mehr zu unterscheiden zwischen dem, was zu ändern ist, und dem, worauf man nur mit Annahme des Gegebenen reagieren kann. Sie entwickelt ganze Arsenale zur

Bekämpfung – aber sie leitet nicht an zu einem akzeptierenden Umgang mit dem, was ist.

Je mehr wir uns auf das Machen konzentrieren, desto mehr verlieren wir den Blick für das, was vor uns liegt, den Blick darauf, wie wichtig das Begrenzte für uns ist, für unsere Orientierung, für unsere Lebensgestaltung. Der Mensch kann nur innerhalb des ihm Vorgegebenen (etwas) machen; es steht ihm nicht absolut frei, dieses zu wählen. Und zugleich sind wir selbst weniger das Resultat des eigenen Machens als ein »Ereignis« auf dem Boden unverfügbarer Vorgaben. Diese Grundeinsicht ist gerade der modernen Medizin vollkommen fremd geworden. Das Vorgegebene, das nicht Machbare, das einfachhin Seiende – das sind Vorstellungen, die in einer auf Funktionalität, Planbarkeit, Kontrollierbarkeit und Effizienz ausgerichteten Medizin keinen Platz haben. Wie problematisch die Verbannung dieser Grundeinsichten sein kann, möchte ich in diesem Buch, das ausdrücklich ein »ethisches« Buch sein soll, aufzeigen.

Ethik – als Anleitung zum guten Leben

Wenn wir heute das Wort »Ethik« hören, denken wir sofort an erhobene Zeigefinger, an Verbote, an Einschränkungen. Und wenn man ein Buch zur Hand nimmt, das auch noch den Titel »Medizin ohne Maß?« trägt, so könnte man glauben, es handele sich um einen erhobenen Zeigefinger, der Grenzen markiert, uns Entsagungen auferlegt und einen Verlust an Optionen. Doch das ist ein falsches Verständnis von Ethik. Seit der Antike dient ethisches Denken in erster Linie dazu, dem Menschen dabei zu helfen, ein erfülltes Leben zu führen. Ethisches Denken also als Anleitung zu einem guten Leben. Und genau so versteht sich dieses Buch.

Es geht in den folgenden Kapiteln nicht um Verurteilungen, um Verbote, um Beschneidungen, sondern gerade im Gegenteil: Es geht um die Frage, wie unser Leben »voller« werden kann. Wie können wir ein erfülltes Leben führen?

Die Medien vermitteln uns oft sehr klare Botschaften, sehr eindeutige Lösungen, aber die Probleme, die gerade in Bezug auf die moderne Medizin aufgeworfen werden, sind nicht auf flache Botschaften herunterzubrechen. Nehmen wir doch die Grenze. Es ist einfach, zu sagen, der Mensch brauche doch keine Grenzen heutzutage, weil er mündig sei und sich daher alles selbst aussuchen dürfe. Ja, das klingt gut: Jeder darf ganz alleine aussuchen! Das drückt in der Tat ein Lebensgefühl unserer Zeit aus, und es war der Soziologe und Philosoph Zygmunt Baumann, der dieses Credo in einer prägnanten Form wie folgt zu Papier brachte:

»Postmoderne ist die erregende Freiheit, jedes beliebige Ziel zu verfolgen und die verwirrende Unsicherheit darüber, welche Ziele es wert sind, verfolgt zu werden.«

Schon daran sehen wir, dass wir uns allein durch die Abschaffung aller Grenzen nicht automatisch dem Glück nähern, weil das Glück nicht primär mit dem Machenkönnen, mit den Mitteln unserer Herrschaft über die Welt zu tun hat, sondern damit, etwas über das Wohin und Wozu zu wissen. Wohin wollen wir, wozu leben wir, was ist wichtig im Leben, worauf kommt es überhaupt an? Das sind die zentralen Fragen, die letzten Endes etwas über das Glück des Menschen aussagen. Wenn wir diese Zielrichtung aus den Augen verlieren und einfach nur alles tun, was möglich ist, dann unterwerfen wir uns einer Diktatur der Machbarkeit und verlieren vor lauter Möglichkeiten das Gespür für das Eigentliche, nämlich für die Frage danach, wer wir eigentlich sind und sein wollen. Wenn wir alles könnten und alles wollten, was wir könnten, dann wären wir niemand. Eine Identität entwickeln können wir nur im Angesicht dessen, was wir nicht können. Identität ergibt und formt sich gerade über die Grenze – die Grenze des Machbaren, aber auch die Grenze des Wünschbaren.

Die Grenze als Voraussetzung für Fülle

In unserer Zeit können wir es schier nicht aushalten, wenn es eine Grenze gibt. Wir möchten am liebsten alle Grenzen abschaffen, alles können, alles selbst entscheiden, alles so haben, wie wir uns das vorstellen. Aber das ist ein falsches Verständnis von Freiheit und zugleich ein falsches Verständnis von einem guten Leben. So wie die Ufergrenzen den Fluss erst möglich machen, so sind auch für den Menschen die Grenzen notwendig dafür, dass er sich als Mensch begreifen kann. Grenzen sind also nicht als Beschränkung und Einengung zu verstehen, sondern als die Voraussetzung für Fülle.

Was aber nun eine wertvolle und identitätsstiftende Grenze ist oder wo die Begrenzung ein Hindernis darstellt, das man überwinden sollte – dies abzuwägen ist die Herausforderung unserer Zeit. Und nicht nur unserer Zeit: Sich in einer besonnenen Weise mit der Grenze auseinandersetzen muss jede Epoche. Und wenn ich hier schon von Besonnenheit spreche, so meine ich das eben nicht im Sinne einer Besinnlichkeit, die lähmen, sondern im Sinne einer Reflektiertheit, die uns zu neuen Taten anregen kann. Zu Taten, die sich nicht als automatisierte Reaktion des Bekämpfens *aller* Grenzen ergeben, sondern als reflektierte Entscheidung darüber, *diese* Grenze und nicht eine andere als eine Herausforderung anzunehmen, sie zu überwinden. Zwischen der heilsamen und der widrigen Grenze unterscheiden lernen – darauf kommt es an, wenn wir einen guten Umgang mit den neuen Möglichkeiten der modernen Medizin erlernen wollen, einen, der uns zu einem erfüllteren Menschsein verhilft.

Beispiele: Wer hat sich nicht schon einmal gewünscht, länger zu leben? Gar für immer zu leben? Ein alter Menschheitstraum. Und doch wird uns, wenn wir genauer darüber nachdenken, klar, dass es gerade die Begrenztheit der Zeit ist, die unserem Leben Sinn und Tiefe verleiht.

Weiter: Wer hat nicht schon mit dem Gedanken gespielt, ein anderer zu sein, sich sein Aussehen, seine Talente und Fähigkeiten selbst aussuchen zu können? Jeder Mensch hat solche Wünsche. Aber könnten wir selbst aussuchen, welche Ausstattung wir mitbekommen, was wäre das für ein Leben? Ist es nicht gerade das Bewusstsein darum, dass wir eben so sind und nicht anders, das uns dazu auffordert, etwas aus dem zu machen, was wir sind? Hätten wir alles selbst ausgesucht, was sollten wir dann mit unserem Leben anfangen? Sind es nicht gerade die Herausforderungen des Nicht-selbst-Ausgesuchten, die unser Leben interessant machen, weil wir nur so eine Chance bekommen, uns irgendwie zu bewähren?

Die Grenze ist also nicht unser Menetekel, sondern gewissermaßen unsere Rettung.

Weiter: Viele wünschen sich heute Kinder ganz nach ihren eigenen Vorstellungen: gesunde, schöne und intelligente Kinder. Verständlich, dass man Kinder haben möchte, die es nicht schwer haben sollen in ihrem Leben, Kinder, die nicht einfach kommen, wie sie kommen, sondern deren Existenz von »optimalen Startbedingungen« abhängig gemacht wird. Aber auch hier: Wie können Kinder glücklich werden, wenn sie wissen, dass sie nicht existieren, weil sie einfach so sind, wie sie sind, sondern weil ihre Eltern festgelegt haben, wie sie zu sein haben? Ist es nicht gerade ein Segen, dass Kinder einfach sind, ohne dass wir sie uns ausgesucht haben? Dass weder sie noch wir ihr und unser Sein zu rechtfertigen haben?

Ein paar Beispiele nur, die aufzeigen sollen, in welche Richtung ich in diesem Buch denke. Das, was auf den ersten Blick als Bürde erscheint, wird im zweiten Zuge zu einer Chance. Wie viel Freiheit liegt gerade in dem Bewusstsein des einfachhin Gegebenen!

»Es ist was es ist …« (Erich Fried).

Die Grundthese des Buches mag auf den ersten Blick paradox klingen, denn sie lautet: Das erfüllte Leben ist nur möglich, wenn der Mensch einen guten Umgang mit der Grenze erlernt. Die Grenze also als Bedingung für das Volle. Widersinnig klingt das. Und doch verbirgt sich dahinter eine tiefe Einsicht, die ich in meinem Buch aufgreifen möchte: Es geht nicht um Gebote und Verbote, sondern es geht um das Eröffnen einer Tiefendimension des Lebens.

Der Arzt und Theologe Albert Schweitzer hat einmal gesagt, die schönste Art zu begeistern sei es, nachdenklich zu stimmen. Und ich gebe zu, dass mir nichts wichtiger ist, als mit den folgenden Kapiteln Nachdenklichkeit hervorzurufen, um nicht über Versprechungen, sondern über die Besinnung Wege zu einem erfüllten Leben finden zu können. Wege, die nicht offenkundig brachliegen, sondern Wege, die erst durch eine Reflexion auf die Tiefendimension der zu entfaltenden Probleme jeder für sich und auf seine Weise Schritt für Schritt zu erschließen hat.

Kapitel 1: Begegnung in der Petrischale?

Wie viele Menschen wünschen sich nichts sehnlicher als ein Kind, können es jedoch nicht bekommen? Die Technik kann manchen von ihnen helfen, und doch schafft sie zugleich neue Probleme, über die man früh genug nachdenken muss. Das Kapitel beschäftigt sich mit der Frage, warum die Technik allein das Kinderwunschproblem nicht lösen kann. Es stellt die Frage, wie den Kinderwunschpaaren umfassender geholfen werden kann – denn diese Paare sind keine Kunden, denen man Techniken anbietet, sondern Menschen, die ganzheitlich betreut werden wollen, um die Krise zu bewältigen. Das Kapitel fragt zudem, was Elternschaft bedeuten kann, die sich aus der Begegnung von Eizelle und Sperma in der Petrischale formiert, und welche herausfordernde Mitgift die technischen Entstehungsbedingungen für viele der zukünftigen Kinder darstellen.

Reproduktionsmedizin zwischen Ausnahmezustand und technischer Normalität

Innerhalb nur weniger Jahrzehnte ist das ungeborene Kind, das eine Frau bislang im Sinne der guten Hoffnung einfach erwartete, ohne auf sein Kommen irgendeinen Einfluss nehmen zu können, zu einem scheinbar beliebig planbaren und zugleich diagnostisch überprüfbaren Objekt avanciert. So hat es sich die Medizin zur Aufgabe gemacht, sich mit dem Schicksal ungewollter Kinderlosigkeit nicht mehr einfach abzufinden. Und das ist auch gut so: Zahlreiche Menschen, die noch gestern schmerzlich auf eigene Kinder verzichten mussten, können heute mit Hilfe der künstlichen Befruchtung Eltern werden. Dies ist unbezweifelbar ein großer Fortschritt und ein Segen für viele. Wir können daher von der Reproduktionsmedizin zunächst einmal als einer Erfindung im Dienste des Menschen sprechen.

Die klassische Methode für eine künstliche Befruchtung ist die In-vitro-Fertilisation (IVF), die in den 1960er und 1970er Jahren von dem britischen Gynäkologen Patrick Steptoe und dem Physiologen Robert Edwards, der dafür 2010 den Nobelpreis erhielt, entwickelt wurde. Hier werden reife Eizellen und entsprechend aufbereitetes Sperma in einer Petrischale zusammengebracht, wo es zu einer spontanen Befruchtung kommt. Die auf diese Weise entstandenen Embryonen werden wenige Tage später in die Gebärmutter eingepflanzt.

Ausgangspunkt der IVF war zunächst die medizinische Indikation eines Ausnahmezustands wie etwa krankhafte Eileiterveränderungen bei der Frau. Inzwischen ist die Kinderwunschtechnik ein fest etablierter Bereich der Medizin, vor allem in privaten Praxen und Kliniken. Allein in Deutschland nehmen jährlich 200 000 Paare reproduktionsmedizinische Assistenz in Anspruch. Knapp zwei Prozent aller geborenen Kinder kommen heute nach einer künstlichen Befruchtung zur Welt. Das sind in den vergangenen zehn Jahren immerhin 100 000 Kinder. Weltweit sind seit der Geburt von Louise Joy Brown, die 1978 in Oldham bei Manchester als der erste in vitro (»im Glas«) gezeugte Mensch geboren wurde, über vier Millionen Kinder mit dieser Methode auf die Welt gekommen. Dennoch liegt die Erfolgsquote beim ersten Versuch lediglich bei knapp 16 Prozent – was übrigens der Erfolgsquote bei psychologischer Beratung entspricht.[1] 84 von hundert Paaren bleiben also nach dem ersten Versuch trotz aller Techniken kinderlos.

Aber wenn die Reproduktionsmedizin in den Medien und Hochglanzbroschüren der entsprechenden Privatkliniken immer wieder als reine Erfolgsgeschichte gepriesen wird, so blendet das all die vielen Paare aus, denen das Kind trotz Technik versagt bleibt. Statistisch gesehen muss jedes Paar fünf bis sechs Versuche unternommen haben, bis sich der »Erfolg« einstellt; oft stellt er sich gar nicht ein, vor allem bei älteren Frauen. Die allermeisten Embryonen, die im Reagenzglas befruchtet werden, nisten sich nicht ein, so dass es viele Paare gibt, die es immer und immer wieder versuchen müssen – und am Ende doch kinderlos bleiben. Diese Paare sind die echten Verlierer. Und zwar nicht nur, weil die Technik bei ihnen nicht funktioniert, sondern vor allem, weil sie durch die Verheißungen der technischen Angebote in eine Abhängigkeit von der Medizin gebracht worden sind, aus deren Umklammerung sie sich mit viel Kraft erst wieder befreien müssen.

Machbarkeit

Gerade an der Reproduktionsmedizin, die es ja unternimmt, in den geheimnisvollen Anfang des menschlichen Lebens einzugreifen, wird deutlich, warum eine ausschließlich technische Herangehensweise an das Problem der ungewollten Kinderlosigkeit zwangsläufig defizitär bleiben muss. Ihre Defizite hängen nicht per se mit einem Zuwenig an Technik zusammen, sondern eher mit einem Zuviel, genauer damit, dass die Technik eine grundsätzliche Machbarkeit suggeriert. Sie vermittelt die Vorstellung, dass es nur an einem selbst liege, ob man heute Mutter oder Vater wird oder nicht, weil die Technik vermeintlich alles könne. Damit setzt die Technisierung der Fortpflanzung zugleich Normen, denen sich viele Frauen nur schwer entziehen können. Das Schwangerwerden ist – so der mitschwingende Glaubenssatz – jeder Frau eröffnet. Und sollte sie dennoch kinderlos bleiben, dann hat sie eben nicht gut genug investiert, ist nicht gut beraten gewesen oder hat es einfach nicht oft genug versucht. Viele Paare werden über den so vermittelten Anspruch der Machbarkeit in die Situation gebracht, sich ihm kaum mehr entziehen zu können: Ihr Denken, Wünschen und Trachten folgt nurmehr dem Diktat technischer Möglichkeiten.

Der Philosoph Hans Jonas (1903–1993) hat für diesen Sog den Begriff des *technischen Imperativs* geprägt. Er bezeichnet die Aufforderung, immer und uneingeschränkt dem technisch Machbaren zu folgen:

> *»Handle stets so, dass keine technische Möglichkeit ungenutzt bleibt!«*

Diese Maxime steht in einem drastischen Widerspruch zu dem, was Jonas »Verantwortung« nennt: das Vermeiden unabschätzbarer Risiken sowie die Anerkennung von Grenzen. Es ist, als würde das Versprechen der Technik alle mitschwingenden Fragen nach der moralischen Vertretbarkeit einer Handlung, nach ihrer psychischen Tragbarkeit oder schlicht ihrer Vernünftigkeit mit einem Schlag verdunkeln und sinnlos werden lassen. Alles scheint möglich! Mit diesem euphorischen Grundgefühl betreten viele Paare die Reproduktionspraxen, um umso gewaltsamer wieder auf dem Boden der Wirklichkeit zu landen, wenn die Geburt eines Kindes ausbleibt. Die Technik erzeugt mithin einen Machbarkeitssog, dem man sich nur schwer entziehen kann. Um die vielen Probleme, die mit der Reproduktionsmedizin verbunden sind, besser verstehen zu können, müssen wir uns fragen, was es heißt, für die ungewollte Kinderlosigkeit, die eine alte Menschheitsfrage in sich birgt, einseitig die Technik als Lösung zu propagieren.

Entgrenzungen

Neben dem Unwillen, dem Leiden an der ausbleibenden Nachkommenschaft anders als technisch zu begegnen, birgt der technische Imperativ der Medizin noch eine andere Gefahr in sich: Er kennt keine Grenze. Die Technik dringt in noch nie beschrittene Gefilde vor, kennt keine Scheu vor dem Neuen, kein Innehalten vor dem Gegebenen. Sie ist stets auf Veränderung und Dynamik ausgerichtet. Mit diesem Drängen aber sorgt die Technik dafür, dass es auch innerhalb der Medizin keinen Zustand mehr gibt, der nicht einer technischen Verbesserung oder Veränderung zugeführt werden könnte. Alles, was ist, könnte, so suggeriert der technische Imperativ, noch besser gemacht werden! Aber bedeutet das zugleich, dass dieses technisch Mögliche auch sein *soll*? Dass es nicht an Grenzen stößt, die sich aus anderen Zusammenhängen herleiten als denen der Machbarkeit? Das Formulieren von Grenzen, die nicht technisch gesetzt sind, erscheint aus einer rein technischen Perspektive sinnlos. Beispiele für derartige Entgrenzungen im Bereich der Fortpflanzung sind: Mutter werden im Alter von 64 Jahren, Mutter werden mithilfe der Samenzellen des bereits verstorbenen Ehemannes, Mutter werden ohne biologischen Vater, mithilfe der Samenspende eines fremden Spenders, Mutter werden, ohne das Kind austragen zu müssen (mithilfe der Leihmutterschaft), Mutter werden, ohne selbst genetische Mutter sein zu brauchen (mithilfe der Eizellspende) usw.

Mir geht es wohlgemerkt nicht um eine Pauschalverurteilung all dieser technischen Möglichkeiten! Ich möchte vielmehr dafür plädieren, sie in einen größeren Rahmen zu stellen als den, der durch den technischen Imperativ vorgezeichnet wird. Denn in all den genannten Fällen passiert ja *mehr* als ein rein technisches Gelingen, sind *mehr* Schichten des Menschlichen angesprochen als der technische Erfolg – der ja zunächst einmal nicht mehr oder weniger bedeutet als das Überschreiten einer Grenze. Das Problem der einseitig technischen Herangehensweise an den Leidenszustand der ungewollten Kinderlosigkeit liegt also nicht nur darin, dass sie große Bereiche der menschlichen Lebenswelt ausblendet, um zu ihrem Ziel, der Geburt dieses ersehnten Kindes, zu gelangen. In ihrem grenzüberschreitenden Charakter ruft sie zugleich Begehrlichkeiten wach, die sie in großen Teilen nicht einlösen kann, und sie provoziert Fragen, deren Beantwortung sie schuldig bleibt. All dieses Unterschlagene – der Schmerz, die Gefühle des »Versagens«, die Begehrlichkeiten und technischen Grenzüberschreitungen – wird im Kontext einer Gesellschaft, die sich zunehmend dem technischen

Imperativ anvertraut, übergangen, ja tendenziell tabuisiert. Aber bildet all dies nicht die große und unruhige Schattenseite der Baby-take-Home-Rate, in der der »Erfolg« der Reproduktionsmedizin einseitig Ausdruck gewinnt? Wie ist damit umzugehen, dass der Einsatz reproduktionsmedizinischer Techniken und Verfahren die »Grenze« natürlicher Elternschaft einreißt? Haben Kinder einen Anspruch auf eindeutige Abstammung? Was bedeutet es eigentlich für die Mütter, Väter und Kinder, aber auch für uns alle als Gesellschaft, das Mutter-, Vater- und Kindsein aus der Perspektive technischer Machbarkeit zu betrachten? Ist es uns vollkommen gleichgültig, woher wir kommen und ob unsere genetischen Eltern sich im echten Leben überhaupt begegnet sind?

Das bestellbare Kind, das Kind als Produkt, das Kind als Resultat eines Herstellungsprozesses – diesen Gedanken, die durchaus etwas von einer Bedrohung haben, möchte ich auf den nächsten Seiten in ein paar Schritten nachgehen. Denn bei der starken Allianz von Medizin und Technik wird zuweilen verkannt, dass die Technik nicht nur eine Methode bildet, sondern auch ein Programm, das mit einem ganz bestimmten Denken verknüpft ist. Anders gesagt: Hinter technischen Verfahrensweisen stecken Voraussetzungen, die oft unausgesprochen bleiben und die doch dafür sorgen, dass die Methode überhaupt greifen kann – so wie die Methode der In-vitro-Fertilisation eben voraussetzt, dass man überhaupt auf den Gedanken kommen konnte, die Bausteine der Zeugung (Sperma und Eizelle) aus dem Liebesgeschehen *in vivo* zwischen Mann und Frau zu isolieren und auf eine künstliche Weise in der Petrischale wieder zusammenzubringen. Was passiert auf dem Weg zwischen dem »Wunsch nach dem Kind« und seiner auf dem Wege der Technik bewerkstelligten Zeugung? Welches Bild vom Menschen, welche gedanklichen Voraussetzungen stehen hinter der technisierten Fortpflanzung? Und sind diese Voraussetzungen eigentlich so selbstverständlich?

Das Kind als Produkt: Die Logik des Herstellens

Im Hinblick auf die technisierte Fortpflanzung scheinen mir vor allem zwei Aspekte dessen wichtig, was ich ihre Denkweise oder *innere Logik* nennen möchte: die Logik des Herstellens, die sich auf ein Produkt – die Geburt eines Kindes – richtet, und die Logik der Entpersonalisierung, die die Variablen der dafür erforderlichen Elternschaft betrifft – also die Rolle von Vater und Mutter. Auch wenn sich der gedankliche Nachvollzug dieser »Logiken« angesichts ihrer schillernden Verheißungen etwas trocken ausnehmen mag – ich bin fest davon überzeugt, dass man die besonderen Herausforderungen der modernen Reproduktionsmedizin eigentlich nicht verstehen kann, wenn man diesen Hintergrund unterschlägt. Und umgekehrt wird nur im Blick auf diese Fragen deutlich, was eine ganzheitliche, humane Medizin sein und tun kann.

Die künstliche Befruchtung ist für viele von uns derart normal geworden, dass wir gar nicht mehr merken, was sich dahinter verbirgt, wenn wir sagen: Wir möchten mittels künstlicher Befruchtung ein Kind zeugen. Und doch macht es einen fundamentalen Unterschied aus, ob ein Kind durch die Vereinigung von Mann und Frau gezeugt oder durch ein technisches Handeln erzeugt, »hergestellt« wird. Was zuvor *in vivo*, »im Lebendigen«, geschah, ist nun als ein kontrollierbares Geschehen nach außen verlagert: Es geschieht unter medizinischer Anleitung und Überwachung *in vitro*, in der Petrischale. Wird damit aber nicht auch der gezeugte Mensch in gewissem Sinne von der Frucht einer einzigartigen Begegnung zu dem, was der Hannoveraner Psychosomatiker Peter Petersen einen »beliebig wiederholbaren, auf Abruf herstellbaren Fakt«[2] genannt hat? Ein Gemachtes, ein Produkt?

Herstellen heißt Beherrschen

Jedes natürlich gezeugte Kind existiert, weil es einfach gekommen ist. Selbst wenn die Eltern es sich gewünscht haben, kann man nicht sagen, dass sie es durch den Beischlaf hergestellt oder bestellt hätten. Vielmehr ist der geschlechtliche Akt eine notwendige Bedingung seiner Existenz gewesen. Doch seine Existenz ergibt sich nicht automatisch aus der ehelichen bzw. partnerschaftlichen Vereinigung. Ob ein Kind aus der Liebe seiner Eltern hervorgeht, entzieht sich deren Zugriff. Der Philosoph Martin Rhonheimer verweist in meinen Augen zu Recht darauf, dass kein geborenes Kind als »Produkt des Wollens und Tuns seiner Eltern«[3] betrachtet werden kann. Es ist mehr als das. Und gerade weil das Kind mehr ist als das Produkt des Wollens seiner Eltern, kann es sich als gegeben begreifen. Es mag zwar in den Köpfen seiner Eltern vorgedacht gewesen sein, aber seine faktische Existenz kommt nicht von seinen Eltern, weil man hier wie selbstverständlich anerkennt, dass diese der Menschenhand grundsätzlich entzogen bleibt.

Diese Anerkenntnis und das Bewusstsein dessen, dass das Kind nicht gemacht, sondern etwas Gegebenes ist, könnte im Zuge des technischen Settings bei der künstlichen Befruchtung immer mehr verloren gehen, wenn wir uns nicht früh genug auf diese Gefahren besinnen. So läuft man – bedingt durch die technische Anordnung – Gefahr, zu denken, dass der künstlich gezeugte Mensch das Resultat eines technischen Verfahrens darstellt und nicht ein Geschenk, das einem bereitet wird. Man denkt wie selbstverständlich, dass es die Eltern und die Ärzte sind, die es mithilfe der Technik bewirkt haben, dass dieser Mensch existiert. Das heißt also, man könnte dazu verleitet werden zu denken, dass dieses Kind nicht einfach aus unverfügbaren Vorgaben zur Welt gekommen ist, sondern nur deswegen da ist, weil seine Eltern alle verfügbaren Mittel angewendet haben, um es entstehen zu lassen.

Bei der künstlichen Befruchtung muss man sich vielmehr bewusst bleiben, dass auch hier der Mensch nicht einfach durch die

Technik entsteht, sondern – aller Technik zum Trotz – in einer Art und Weise ins Dasein tritt, die dem Menschen entzogen ist. Man läuft Gefahr, sich als Macher der Menschwerdung zu wähnen, was den Blick auf das vermeintlich hergestellte Leben ganz und gar verändert. Und zwar dergestalt, dass man meint, dieses Leben im Griff zu haben, es willentlich und bewusst herbeiführen zu können. Nur vor dem Hintergrund dieses Gedankens kommt es zu der Einstellung, dieses Leben mit allen Mitteln herbeiführen zu *wollen*. Und nur vor diesem Hintergrund kann der technische Imperativ jenseits aller sonstigen Zusammenhänge zu einer regelrechten Obsession werden.

Diese Gefahr der Obsession ist in meinen Augen das eigentliche Problem der technischen Kinderwunschbehandlung. Man erkennt sie an den oft haltlosen Anpreisungen vieler Fertilitätskliniken. So kann man beispielsweise auf der Homepage einer Kölner Kinderwunschpraxis einen Slogan lesen: »Glück ist kein Glück ohne Kinder.« Zugleich wird das Versprechen formuliert: »Wir sind stets bemüht, ihren Wünschen voll und ganz nachzukommen.« Wohl wenige bemerken, dass die Aussage »Glück ist kein Glück ohne Kinder« einer Irreführung gleichkommt und das Versprechen, dass allen Wünschen »voll und ganz« nachgekommen werde, mehr als trügerisch ist – angesichts dessen, dass über 84 Prozent der Versuche zunächst erfolglos bleiben. Umso problematischer wird es, wenn mit dem Herstellungsdenken ein Sich-Verschließen vor der Möglichkeit verbunden ist, dass dieser Wunsch möglicherweise auch nicht in Erfüllung gehen kann.

Grundlage dieses Sich-Versteifens auf den »Erfolg«, wie ihn die Reproduktionsmedizin suggeriert, ist die Einstellung, über das Leben herrschen zu können. Man lässt das Leben nicht *von sich her* ankommen, sondern stuft es zu einem Produkt herab, das man nach einer ganz bestimmten Prozessanordnung herbeiführen kann – im Grunde wie jeden beliebigen Gegenstand. Diese stillschweigend mittransportierte Denkweise macht uns zunehmend blind dafür, dass man menschliches Leben gerade nicht herstellen, sondern ihm nur zum Entstehen verhelfen kann. Nicht das Machen von Leben ist die Grundlage, sondern vielmehr das »Ihm-dienen-Wollen«, ihm die Zeit und den Raum zu geben, deren es bedarf – und dies bedeutet wiederum nichts anderes, als zu ermöglichen, dass das Leben durch die Liebe geschenkt wird. Wird uns diese Grundeinsicht unter dem Herstellungsdiktat der Technik nicht immer fremder? Zum Glück gibt es auch im Kontext der Reproduktionsmedizin immer noch viele Eltern, die ihr Kind tatsächlich als Geschenk empfinden, gerade dann, wenn sie zunächst viele erfolglose Versuche hinter sich bringen mussten. Und doch steht dieser Ausdruck des Geschenkes, gerade weil er unweigerlich einen Aspekt des Unverfügbaren enthält, in einem Kontrast zur technischen Rationalität, die eigentlich keinen Raum für das Unverfügbare zu lassen bereit ist.

Das Kind als Mittel zum Zweck?

Warum wird eine künstliche Befruchtung vorgenommen? Manch ein Reproduktionsmediziner würde wahrscheinlich antworten: »Weil Sie sich ein Kind wünschen.« Danach dient die künstliche Befruchtung der Erfüllung eines Wunsches. Sie ist ein Instrument zur Wunscherfüllung. Bedeutet dies aber nicht, dass man bei fehlender Nachdenklichkeit Gefahr läuft, auch das mittels der künstlichen Befruchtung zu »produzierende« Kind letztlich als Mittel zur Erfüllung eines Wunsches zu betrachten? Dass man also möglicherweise denken könnte, dass sowohl die künstliche Befruchtung als auch ihr Resultat, der künftige Mensch, nur dann *gut* sind, wenn es ein Bedürfnis gibt, dem damit Rechnung getragen wird?

Das Problem, das sich dahinter verbirgt, könnte man vielleicht so umschreiben: Ein Kind, dessen Dasein nur so lange sinnvoll ist, wie es einen Zweck erfüllt, trägt seinen Sinn und Zweck nicht in sich selbst. Sein Sinn und Zweck ist dann abhängig vom Wunsch eines Paares nach einem Kind. Dies wird auch deutlich, wenn wir die scheinbar unproblematische Antwort des Reproduktionsmediziners der künftigen Mutter oder dem künftigen Vater selbst in den Mund legen und sie sagen lassen wollten: »Es ist gut, ein Kind zu bekommen, weil dadurch mein Wunsch, ein Kind zu haben, erfüllt wird.« Wir kämen automatisch auf eine schiefe Bahn, weil wir damit das Kind zu einem Instrument machen würden. Mehr noch: Wir würden seinem Sein *an sich*, wie der Philosoph Rhonheimer sagt, keinen Wert zusprechen. Das Kind hätte nur insofern einen Wert, als es eine bestimmte Funktion erfüllte – es wäre ein Sein *für uns*. Und seine Anerkennung wäre somit nur eine bedingte Anerkennung, eine eingeschränkte, nicht ganz und gar und in vollem Umfang – wie wir es uns doch vermutlich alle für uns selbst wünschen würden.

An diesem Punkt zeigt sich eine Grundproblematik der technischen Herangehensweise an das Menschheitsproblem der ungewollten Kinderlosigkeit: Je unbesonnener diese Techniken angewendet werden, desto mehr können sie à la longue unsere Einstellungen zum Kind und auch zur ungewollten Kinderlosigkeit verändern. Denn die Technisierung mit ihrem Machbarkeitsversprechen und die zu wenig in Anschlag gebrachte ganzheitliche Betreuung der Paare führt sukzessive dazu, dass sich viele Menschen komplett gegen den Gedanken versperren, dass man dem Kind nur dann wirklich gerecht werden kann, wenn man von vornherein gedanklich einschließt, sich gegebenenfalls auch mit der Tatsache anzufreunden, dass der Wunsch nach einem Kind nicht in Erfüllung geht. Nicht in Erfüllung geht, weil das Kind eben nicht einfach gemacht werden kann, wie es die technische Anordnung suggeriert. Wozu die Paare insofern angeleitet werden müssten, wäre eine Offenheit für Plan B, wäre die Befähigung, in Alternativen zu denken und sich nicht zu sehr auf die technische Lösung zu versteifen. Dieser vernünftige Umgang implizierte die Grundhaltung, dass man den Kinderwunsch immer im Gesamtzusammenhang und als einen Ausdruck des Hoffens verstehen sollte und nicht als die Haltung, alles selbst machen zu können, alles restlos in der eigenen Hand zu haben. Was wir also der Technik zum Trotz bewahren müssen, ist unsere innere Einstellung zu dem Kind, dem wir nicht mit der Haltung des Bestellenwollens gegenübertreten dürfen. Diese Gefahr verbirgt sich hinter der einseitig technischen Lösungsstrategie der modernen Medizin.

Jedes Kind ist angemessen nur als eine Gabe zu verstehen, als etwas, das nicht gut ist, weil wir es uns gewünscht haben, sondern das aus sich selbst heraus gut ist – und auch dann noch gut bleibt, wenn es uns so, wie es ist, niemals als »Wunsch« in den Kopf gekommen wäre.

Je mehr die Reproduktionsmedizin aus dem Gegebensein des menschlichen Lebens ein Bestellen-Können macht, desto mehr würdigt sie dieses Leben zu einem Mittel herab. Und dies nährt eine Haltung mit verhängnisvollen Folgen. Denn wenn wir sagen, die menschliche Existenz sei nur deswegen gut, weil sie gewünscht wurde – müssen wir dann nicht zugleich anerkennen, dass es auch menschliche Existenzen gibt, die (weil wir sie uns *nicht* gewünscht haben) offenbar überflüssig und nutzlos und daher als Last zu betrachten sind?

Genau diesen Übergang vom Leben als Gabe zum Leben als Instrument der Wunscherfüllung erleben wir heute an vielen Stellen. Er wird unübersehbar auch in dem zweiten großen Aufgabenbereich, dem sich die moderne Medizin im Zusammenhang mit dem ungeborenen Kind stellt und den man etwa so umschreiben könnte: Es gibt viele Menschen, die ein Kind bekommen, aber nicht wissen, ob sie es auch wirklich wollen – mehr noch: Viele wissen nicht, ob sie *genau dieses* Kind wollen oder nicht doch vielleicht *ein anderes*, ein gesünderes, auf jeden Fall eines ohne Behinderungen. So wird im Zusammenhang der Pränataldiagnostik so getan, als wäre es das Selbstverständlichste, ein menschliches Leben, das man sich nicht in der entsprechenden Art und Weise gewünscht hat, im Vorhinein auszumustern. Darauf komme ich im zweiten Kapitel (Seite 48 ff.) genauer zu sprechen. Beide Zweige der modernen Medizin, die sich mit dem ungeborenen Kind befassen – die technisierte Fortpflanzung wie die vorgeburtliche Diagnostik – laufen in der Vorstellung zusammen, man könne menschliches Leben technisch und nach seinen eigenen Vorstellungen »machen«, »herstellen«. Das Leben, das sich nach einem Wort des libanesisch-amerikanischen Dichters Khalil Gibran (1883–1931) »nach sich selber sehnt« und uns darum nie gehört, wird zu einem Produkt, dessen Eigenschaften man bereits vor seinem Auf-die-Welt-Kommen angeben kann. Dies scheint mir das eigentliche Skandalon der Herstellungslogik innerhalb der Reproduktionsmedizin zu sein.

Selbstverständlich geht es mir nicht darum zu unterstellen, dass alle Beteiligten heute so denken. Pauschalisierungen helfen nicht weiter und sie werden den individuellen Bedürfnissen, Wünschen und Umgangsweisen der Menschen nicht gerecht. Mit diesen Gedanken möchte ich aber aufzeigen, dass die Technisierung einen Sog erzeugt, einen Sog, der nicht nur darin besteht, dass man sich der Anwendung der Technik kaum entziehen kann, sondern einen Sog, der auch ein bestimmtes Denken naheliegend erscheinen lässt, einen Sog des Denkens also, gegen den man sich geradezu wehren muss, wenn man nicht so denken möchte, wie es der technische Imperativ nahelegt.

> *»Eure Kinder sind nicht eure Kinder. Sie sind die Söhne und Töchter der Sehnsucht des Lebens nach sich selber. Sie kommen durch euch, aber nicht von euch, und obwohl sie mit euch sind, gehören sie euch doch nicht. Ihr dürft ihnen eure Liebe geben, aber nicht eure Gedanken, denn sie haben ihre eigenen Gedanken. Ihr dürft ihren Körpern ein Haus geben, aber nicht ihren Seelen. Denn ihre Seelen wohnen im Haus von morgen, das ihr nicht besuchen könnt, nicht einmal in euren Träumen.« (Khalil Gibran)*

Das Kind ist kein Resultat, sondern Anfang

Das natürliche Zeugen eines Kindes ist letzten Endes ein Liebeshandeln, das nicht bloß auf ein bestimmtes Resultat ausgerichtet ist. Das Kind mag kommen, aber es ist nicht vollständig absehbar und letzten Endes auch nicht verfügbar, ob es kommen wird oder nicht. Nicht nur die Existenz des Kindes selbst, auch seine Wesenszüge und Eigenschaften sind unvorhersehbar. Daher der Gedanke des Geschenks, die Vorstellung des Lebens als einer Gabe.

Wenn wir nun nicht mehr vom »Leben zeugen«, sondern nur noch vom »Leben herstellen« ausgingen, dann gäbe es hier keine Offenheit, keine Unvorhersehbarkeit, keine Gabe mehr. Dann würde aus der Gabe ein Produkt, und mit ihm würden neue Maßstäbe gesetzt: Nicht Offenheit, sondern Festgelegtheit, nicht Unvorhersehbarkeit, sondern umfassende technische Kontrollierbarkeit und Planbarkeit, kein Hoffen mehr, sondern die Erwartung der bestellten »Ware«. Lassen wir uns ganz auf das Herstellungsdenken ein, müssen wir also anerkennen, dass das Resultat die Produktion von Anfang an bestimmt. Man stellt nicht blind etwas her, sondern der gesamte Prozess ist auf ein gewünschtes Produkt ausgerichtet, dessen Eigenschaften von vornherein festgelegt sind.

Die »Gebürtlichkeit« eines Menschen, also das, woraufhin wir einen Menschen nach der Auffassung der Philosophin Hannah Arendt (1906–1975) als etwas durch und durch Neues ansprechen, das in die Welt kommt, als einen echten *Anfang*, schrumpft in der Herstellungslogik zu einem bloßen Punkt in einem Prozess zusammen, den die Technik (scheinbar) in der Hand hat und offenbar zunehmend ausschließlicher in der Hand haben soll. Dabei möchte ich ausdrücklich betonen, dass diese Einbuße, diese Verengung zum Produkt und Resultat, letztlich nicht den künstlich gezeugten Menschen selbst betrifft. Jeder, auch der in einer Nährflüssigkeit schwebende, auf seine Tauglichkeit durchgescreente und womöglich anschließend verworfene Embryo ist ein Leben von sich her und somit ein Anfang. Die Vereinseitigung, zu der die Logik der Herstellung verleitet, betrifft vielmehr unsere eigene Perspektive und damit unseren Umgang mit dem Leben, einschließlich unseres eigenen! Sie könnte uns den Blick dafür verlieren lassen, dass mit jedem Menschen etwas in die Welt kommt, was es so zuvor nicht gab. Dabei gibt es nichts, was mehr Staunen erregen kann als ein neuer Mensch, wenn man sich nur trauen würde, ihn als eine solche Gabe im Bauch und im Kopf zuzulassen und anzunehmen.

Und noch ein Aspekt scheint mir wichtig: Wenn wir das Kind zunehmend als ein herstellbares Produkt begriffen und nicht als einen Anfang aus sich selbst, dann hätte das Kind nicht nur das Recht, die Eltern für sein Sosein verantwortlich zu machen und sie möglicherweise (etwa bei einer Behinderung) der Verletzung ihrer Sorgfaltspflicht zu bezichtigen. Es hätte umgekehrt auch die Pflicht, seinen Eltern dafür zu danken, dass die Produktion »richtig« verlief. Erstmals wäre das Kind nicht einfach bedingungslos da, sondern wäre mit seiner Geburt mit der Hypothek einer Dankespflicht belastet. Das Herstellungsdenken bedeutet also nicht nur eine Hypothek für die Eltern, die wegen »Fahrlässigkeit« belangt werden könnten. Es ist zugleich eine Hypothek für die Kinder, die die Tatsache, *dass* sie sind und *wie* sie sind, der Wahl ihrer Eltern zu verdanken haben und daher nicht ohne das Gefühl einer notwendigen Gegenleistung leben dürfen.

> *Die Reproduktionsmedizin zwingt bei unbesonnener Verwendung eine doppelte Hypothek auf: den zukünftigen Eltern die Hypothek der »richtigen Produktion«, den Kindern die Hypothek einer Dankespflicht gegenüber ihren »Herstellern«. In beiden Fällen wird der Mensch nicht mehr als ein Anfang um seiner selbst willen betrachtet.*

Wie weit dieses Denken bereits Einzug gehalten hat, zeigt sich daran, dass in letzter Zeit immer wieder darüber diskutiert wird, ob es nicht Situationen geben könnte, in denen ein Mensch seinen Eltern vorhält, sie hätten ihn gar nicht erst auf die Welt bringen sollen. Allein dieser Gedanke macht in einer beunruhigenden Art und Weise deutlich, wie sehr wir dem Herstellungsdenken bereits verhaftet sind. Wir merken gar nicht mehr, wie widersinnig das Anliegen ist, die eigenen Eltern dafür verantwortlich machen zu wollen, dass man selbst nicht abgetrieben wurde. Wenn Menschen nicht gezeugt, sondern technisch hergestellt werden, dann übernehmen die »Macher« gleichsam eine »Produktgarantie« und werden mit entsprechenden Anspruchsrechten konfrontiert. Ab dem Moment, da das Selbstverständlichste des Selbstverständlichen – nämlich dass ein Leben einfach da ist, ohne dass man nach seinem Zweck fragen kann – außer Kraft gesetzt wird, kann es keine Ruhe mehr geben, kein angstfreies Ankommen eines neuen Menschen. Denn selbst dann, wenn man Ja zu diesem Menschen sagte, könnte man alles falsch gemacht haben.

Die Logik der Entpersonalisierung

Neben der Herstellungslogik führt die Technisierung der Fortpflanzung eine weitere »Logik« ein: die Logik der Entpersonalisierung. Sie ignoriert den *Beziehungscharakter* der Fortpflanzung, ja, sie klammert ihn sogar ausdrücklich aus. Die Zeugung wird so weit versachlicht, dass schließlich der Entstehungsprozess eines Menschen jeder Beziehungsstruktur entkleidet erscheint. Zumindest geht immer mehr der Blick dafür verloren, dass die Menschen, die an diesem technologischen Menschwerdungsprozess beteiligt sind, in einer menschlichen Beziehung zueinander stehen.

Vater werden ohne Beziehung – Mutter werden, ohne Mutter sein zu dürfen

Dies wird bereits am geschichtlich ersten Verfahren der IVF deutlich, der Fremd-Samenspende, also an der Praxis der Samenspende, bei der nicht der Partner, sondern eine fremde Person beteiligt ist, die gegen Geld Samen »gespendet« oder vielmehr als Dienstleistung verkauft hat. Der Spender beteiligt sich hier an einem künstlichen, das heißt nur mittelbaren »Zeugungsakt«, ohne für diesen irgendeine Beziehung einzugehen: Weder kennt die Frau, die seinen Samen »empfangen« wird, den, der ihn »spendet«, noch kennt der Spender umgekehrt die Mutter seines zukünftigen Kindes oder gar dieses selbst. Und dies soll so sein! Die Versachlichung des Beziehungsgeschehens ist sogar eine ausdrückliche Voraussetzung für diesen »Akt«. Ich möchte keinesfalls unterstellen, dass nicht große Emotionen mit der Geburt eines auf diese Weise beziehungslos gezeugten Kindes verbunden sind. Und doch lässt sich nicht leugnen, dass hier ein Vorgang, der ursprünglich ausschließlich im Rahmen einer Beziehung seinen Platz hatte, zu einem Gegenstand technischer Herstellung wird. Dabei wird nicht nur ausgeblendet, dass das Spenden von Samen (also eine biologische Vaterschaft) eigentlich nicht als eine reine Dienstleistung gegen Geld betrachtet werden kann. Ausgeblendet wird auch, was es für das so entstandene Kind zukünftig bedeutet, nicht aus einer zwischenmenschlichen Beziehung heraus entstanden, sondern lediglich »produziert« worden zu sein – und zwar mithilfe von »Bestandteilen«, die in keiner menschlichen Beziehung zueinander standen, weil Samen und Eizelle von Personen stammen, die sich im Leben nie begegnet sind. Es kommt nicht von ungefähr, dass sogenannte »Spenderkinder« beklagen, mit der Vorstellung leben zu müssen, in beziehungsloser Kälte entstanden zu sein, wie dies etwa Sibylle Steidl aus ihrer Betroffenenperspektive in mehreren Medienberichten sehr anschaulich geschildert hat.[4] Dass sie das beklagen, hängt nicht nur damit zusammen, dass die Samenspende gesellschaftlich noch immer tabuisiert ist. Diese Klagen machen deutlich, dass mit den neuen Befruchtungsmethoden das grundlegende Selbstverständnis des Menschen zuweilen erschüttert wird, weil vollkommen außer Acht gerät, dass der Mensch möglicherweise ein Grundbedürfnis danach hat, von Eltern abzustammen, die eine Beziehung zueinander haben.

Diese Entwicklung hin zur Ausblendung der Beziehung erleben wir auch bei der Eizellspende, die in Deutschland derzeit noch verboten ist. Da sie jedoch in vielen anderen Ländern Europas (zum Beispiel in Frankreich, Spanien, Tschechien oder den Niederlanden) praktiziert wird, begeben sich zahlreiche deutsche Paare mit Kinderwunsch ins Ausland – die Wiener Kultur- und Sozialanthropologin Eva-Maria Knoll hat diesbezüglich von einem globalen »Fortpflanzungstourismus« gesprochen. Auch hier wird der natürliche Entstehungsvorgang des Menschen zu einem rein technischen Prozess, bei dem man die Beziehung der daran beteiligten Menschen von vornherein ausschließt. Letztere soll sogar ausdrücklich ausgeschlossen bleiben, wie etwa die Beziehung zwischen der Eizellspenderin und dem Kind.

Bei der Eizellspende werden einer Spenderin hormonell stimulierte Eizellen entnommen, durch In-vitro-Fertilisation mit Sperma befruchtet und anschließend in die Gebärmutter der Empfängerin eingesetzt. Das Kind, das auf diese Weise zur Welt kommt, stammt somit von zwei Müttern ab: Es trägt die Gene der Eizellspenderin in sich, wurde jedoch von der Eizellempfängerin als Auftraggeberin ausgetragen. Man kann hier von »dissoziierter«, das heißt aufgespaltener Mutterschaft sprechen.

Im Zusammenhang der Samenspende, augenscheinlicher bei der Eizellspende und am deutlichsten bei der Leihmutterschaft wird die Logik der Entpersonalisierung zugleich als eine Logik der Modularisierung deutlich. Damit meine ich, dass die gesamte Fortpflanzung fragmentiert, das heißt in einzelne Bauteile (»Module«) aufgesplittert wird, die dann neu miteinander kombiniert werden. Durch die Modularisierung der Fortpflanzung stoßen wir auf eine neue Herausforderung: die der Etablierung bisher unbekannter Verwandtschaftsverhältnisse, vor allem neuer Familienstrukturen, in denen es mehr als nur ein Elternpaar gibt.

Herkunft und Identität

So wird bei der Fremd-Samenspende für das »eigene« (zukünftige) Kind ein genetischer Vater ausgesucht, von dem man weiß, dass er nicht Bestandteil der eigenen Lebenswelt des Kindes sein wird. Das bedeutet nichts anderes, als dem Kind ganz bewusst eine fremde Herkunft aufzuerlegen, die zu bewältigen in jedem Fall eine besondere Herausforderung bedeuten wird. Das Besondere daran ist, dass eine solche Fremdheit der eigenen Herkunft, die in anderen Zusammenhängen – wenn der Vater beispielsweise früh stirbt – hingenommen werden muss, hier jedoch direkt herbeigeführt und damit in gewisser Weise zugemutet wird. Es handelt sich also um das, was man das *mutwillige Bescheren eines Defizits* nennen könnte.[5] Zwar kann dieser Makel durch entsprechende frühe Aufklärung und sensible Behandlung des Themas in glücklichen Fällen aufgefangen werden. Dennoch stellt sich die Frage, ob man um jeden Preis einen Weg einschlagen sollte, der bereits in sich mit vielen Herausforderungen für das Kind verbunden ist.

Bei der Samenspende geht es im Grunde nicht um eine »dissoziierte«, das heißt aufgespaltene Vaterschaft. Wir haben es hier mit einer eindeutig fremden Vaterschaft zu tun. Das Kind hat nur einen Vater, von dem es abstammt. Bei der Eizellspende hingegen hat das Kind nicht nur eine Mutter, sondern zwei Mütter, von denen es abstammt. So hat nämlich nicht nur die Eizellspenderin etwas Wesentliches von sich, nämlich ihre Gene, weitergegeben, sondern auch die austragende Mutter hat in nicht unbeachtlicher Art und Weise das Sosein des Kindes durch das Austragen mitbestimmt. Nicht nur, weil es einen sogenannten embryomaternalen Dialog, also einen regen Austausch zwischen Mutter und Kind gibt, sondern weil die Mutter durch das Austragen Einfluss nimmt auf die Gene des Kindes, weil die Gene eben nicht nur durch die Vererbung bestimmt werden, sondern auch durch die sogenannte Epigenetik, also durch das direkte Umfeld des mütterlichen Organismus. Daher kann man tatsächlich von »dissoziierter« Mutterschaft sprechen. Und nur in diesem Fall wird das Kind sich von seiner Identität her beiden Müttern zugehörig fühlen.

Die ethischen Probleme der Eizellspende bündeln sich somit dort, wo es um die Identität des Kindes geht. Im Zuge der Samenspende wird das Kind bewusst mit einer fremden Vaterschaft konfrontiert.

Bei der Eizellspende ist es nicht nur die Fremdheit der Eizellspenderin, sondern auch die Gleichzeitigkeit der eigenen Abstammung von zwei Frauen, die eine Herausforderung bedeutet. Damit wird ein Verwandtschaftsverhältnis kreiert, das es in dieser Form bislang nicht gegeben hat. Bisher galt immer der Grundsatz: *Mater semper certa est!* Die Mutter ist immer sicher! Durch die Eizellspende wird ein Kind gezeugt, dessen Zuordnung zunächst von außen geregelt werden musste, weil sie sich eben nicht mehr natürlich ergab. Rechtlich ist das in der Bundesrepublik zwar gelöst – hier gilt der Grundsatz, dass das Kind nur der austragenden Frau »gehört« –, aber dennoch hat es eines Gesetzes bedurft für einen Umstand, der bislang selbstredend war. Diese Hinweise werfen doch die folgenden Fragen auf: Inwiefern kann es empfehlenswert sein, dem Kind und zukünftigen Erwachsenen diese großen Herausforderungen, die auch die Form einer Zumutung annehmen können, bewusst aufzuerlegen? Auch wenn eine ähnliche Erfahrung (etwa im Kontext einer schicksalhaften Fügung) akzeptiert und möglicherweise auch bewältigt werden könnte – bedeutet das zugleich, dass eine solche dem Kind nunmehr auch bewusst und vorsätzlich auferlegt werden soll?

Social Egg Freezing: Familienplanung auf Eis

All diese Probleme treten auf, weil die Fortpflanzung des Menschen im Zuge ihrer Technisierung wie selbstverständlich modularisiert worden ist und auf diese Weise eine Beliebigkeit der Verknüpfung von Keimzellen auf den Weg gebracht wird. Sie zieht unweigerlich den nächsten Schritt, die zeitliche und räumliche Entkoppelung des Fortpflanzungsvorgangs, nach sich. Eine besondere Form der Modularisierung und Fraktionierung der Fortpflanzung stellt das sogenannte Social Egg Freezing dar. Mit diesem eher irreführenden Begriff wird das Einfrieren der Eizellen oder von Eierstockgewebe mit dem Ziel, die Keimzellen für eine Schwangerschaft nach eigenem Wunschzeitpunkt einzusetzen, bezeichnet.

Bei diesem Einfrieren handelt es sich um eine Methode, die ursprünglich dafür gedacht war, jungen Krebspatientinnen die Eizellen zu entnehmen, um sie vor einem Schaden durch die Krebstherapie zu schützen und sie dann später bei gegebenem Kinderwunsch wieder einzusetzen. Handelte es sich also ursprünglich um ein medizinisch angezeigtes Verfahren, so hat sich neuerdings diese Zielsetzung verändert, indem die Methode jetzt sozusagen auf Wunsch eingesetzt wird. Daher auch der Begriff des Social Freezings, weil die Indikation (das medizinische Angezeigtsein) allein sozial bedingt ist und nicht krankheitsbedingt. Es geht hier also um nichts anderes als um die Etablierung einer Fertilisationsreserve, auf die man zu einem Zeitpunkt der eigenen Wahl beliebig zurückgreifen zu können glaubt. Gerade bei dieser Methode der Rücklage von Keimzellen als Vorratsschrank wird die Entkoppelung der Fortpflanzung von ihren biologischen Vorgaben besonders augenscheinlich, und zwar in Form einer zeitlichen Entkoppelung.

Was ist nun davon zu halten? Zunächst erscheint die Methode verheißungsvoll. Sie verspricht, die tickende biologische Uhr endlich anhalten zu können. Sie verspricht nicht weniger als Zeit. So wurde in einem Bericht des *Hamburger Abendblattes* ein anerkannter Reproduktionsmediziner mit folgender Aussage zitiert: »Mit dem Social Freezing bekommt man etwa zehn bis 15 Jahre geschenkt.« So sind schon die Fachbegriffe nicht zufällig gewählt: Mit Social Freezing wird eben suggeriert, dass mit den Eizellen auch die verrinnende Zeit in der Rush-Hour-Phase des Lebens eingefroren wird. Das macht diese Methode so phantastisch, weil sie an einen Menschheitstraum rührt, den Traum von der Überwindung der Zeit. So weit die Suggestion. Aber ist das denn tatsächlich so?

Schauen wir zunächst auf die rein medizinische Seite. So einfach es sich zwar anhören mag, Eizellen einzufrieren – de facto ist das eine Prozedur, die mit gesundheitlichen Risiken einhergeht. Jeden Monat wird eine Eizelle reif, doch für eine mögliche Schwangerschaft *in vitro* ist es notwendig, mehrere Eizellen zu haben. Daher müssen die Frauen zunächst mit entsprechenden Hormonen stimuliert werden. Allein schon diese Hormonbehandlung ist nicht risikolos, in jedem Fall beschwerlich, weil sie mit deutlichen Nebenwirkungen einhergeht wie Gewichtszunahme, Stimmungsschwankungen und Durchblutungsstörungen. Im schlimmsten Fall kann es zu einer Überstimulation kommen mit entsprechenden Zystenbildungen. Zu den Belastungen der Hormonstimulation kommen noch die Belastungen der Eizellenpunktion, die meist in Vollnarkose erfolgen muss und schon deshalb nicht ohne Risiko ist. Hinzu kommt, dass eine Schwangerschaft in späteren Jahren auch mit erhöhten Komplikationsraten einhergeht. Aber es ist ja nicht nur die körperliche Belastung, sondern auch eine nicht unbeträchtliche finanzielle Belastung (rund 2 000 Euro). Hinzu kommen die Kosten für das Lagern der Eizellen in Stickstoff, die sich in etwa auf 300 Euro im Jahr belaufen. All diese Kosten werden von den Krankenkassen nicht übernommen.

Lässt sich die Zeit wirklich einfrieren?

Noch wichtiger ist aber die Frage, inwieweit diese Methoden das Versprechen des Einfrierens der Zeit tatsächlich halten können. Rein naturwissenschaftlich muss hierzu bemerkt werden, dass die weibliche Fruchtbarkeit schon ab 27 Jahren rapide abnimmt. Wenn man diese Methode mit weit über 30 in Anspruch nimmt, ist es also eigentlich schon zu spät. Das belegen die Zahlen; die Chancen, dass man im Alter von 35 mit einer aufgetauten Eizelle, die man mit 30 einfrieren ließ, tatsächlich schwanger wird, liegen bei 7–12 Prozent.[6] Das heißt also, dass zwar die Eizellen als eine psychologische Rückversicherung zurückgelegt werden, aber faktisch ist diese Rückversicherung in den meisten Fällen eher trügerisch. Die Frauen werden also dazu verleitet, sich in einer Scheinsicherheit zu wiegen. Mehr noch, diese Technik verspricht, dass man sich vom Schicksal ganz lösen und die Reproduktion ganz in die eigene Hand nehmen könne. Sie verspricht nicht weniger als eine Zunahme an Autonomie. So wurde in einem Artikel der ZEIT kürzlich eine Frau zitiert, die bezogen auf das Social Egg Freezing Folgendes zu Protokoll gab: »Nun können Frauen selbst entscheiden, wie lange sie Kinder bekommen wollen. Damit sind wir Männern gegenüber nicht mehr im Nachteil.«[7] Wer möchte nicht lieber selbst entscheiden, wie lange man Kinder bekommen kann? Eine solche Verheißung hat insofern eine große Attraktivität. Vor dem Hintergrund der wissenschaftlichen Zahlen aber entpuppt sich dieses Versprechen geradezu als trügerisch. Denn es mag schon sein, dass man auch jenseits der vierzig mittels der Methode des Social Freezing noch Kinder kriegen kann, von einer Selbstverständlichkeit oder hohen Wahrscheinlichkeit kann jedoch keine Rede sein. Vor dem Hintergrund wenig zuversichtlich stimmender Zahlen hat die Deutsche Gesellschaft für Gynäkologie und Geburtsmedizin in einer offiziellen Stellungnahme in kaum zu überbietender Klarheit verdeutlicht: »Das Einfrieren von Eizellen vor einer Krebstherapie ist gerechtfertigt, um jungen Krebspatientinnen nach dem Behandlungsende eine Schwangerschaft zu ermöglichen. Die Erfolgsraten vor allem bei Frauen über 35 Jahren stellen allerdings keine ›Versicherung‹ dar, um das Einfrieren als Instrument der Familienplanung einzusetzen.«[8]

Diesem wissenschaftlichen Statement steht die Wahrnehmung dieser Technik in der Öffentlichkeit gegenüber. In jedem Fall tut sich hier eine Kluft auf zwischen den wie auch immer generierten Hoffnungen und den offiziellen Verlautbarungen der seriösen wissenschaftlichen Gesellschaften. Das Social Freezing kann nicht zuletzt ein sehr lukratives Geschäft mit der Angst vieler Frauen bedeuten, und dies zeigt auf, wie schädlich gerade in diesem Bereich die Implementierung von Werbestrategien sein kann, weil die Werbung nicht nur übersteigerte Hoffnungen generiert, sondern überdies eine Bagatellisierung der Risiken bedeuten kann. Der Berner Gynäkologe Michael von Wolff hat dies sehr schön auf den Punkt gebracht, als er kürzlich in der *Schweizerischen Ärztezeitung* schrieb: »Letztlich sind nur zwei Dinge sicher: Der sicherste Weg zu einem eigenen Kind ist eine Schwangerschaft mit < 35 Jahren und einer der unsichersten ist ein Social Freezing mit > 35 Jahren.«[9]

Leben im Modus der Multioptionalität

Die Fortpflanzung wird unserem Kontrollbedürfnis unterworfen und die Möglichkeiten der Reproduktionsmedizin suggerieren, man könne die Fortpflanzung geradezu beliebig planbar und den eigenen Wünschen verfügbar machen. Bezeichnenderweise führt die Internetseite »www.familienleben.ch« die Methode des Social Freezing mit folgenden Verheißungen ein: »Passen Kinder in meine Karriereplanung? Will ich mein Leben erst noch ohne Kinder genießen?« Diese Verheißungen machen deutlich, wie sehr wir dabei sind zu verlernen, dass im Leben alles *seine* Zeit hat. So ist die Zeit des Kinderkriegens die junge Zeit des Aufbaus und nicht die alte Zeit des Arriviertseins, weil man nur so einen nicht zu großen Abstand zum Kind haben kann. Die Technologien suggerieren, es sei falsch, sich dem zyklischen Verlauf des Lebens unterzuordnen und ihn als gegeben anzunehmen. Stattdessen wird dem Einzelnen die Verantwortung zugeschrieben, selbst die Zeit festzulegen, nach vollkommen eigenen Kriterien. Was zunächst als Zugewinn erscheint, könnte sich bei genauer Betrachtung als Handicap erweisen. Denn die größte Gefahr, die vom Social Freezing ausgeht, ist seine suggestive Kraft.

Diese Methode suggeriert, man könne die Zeit anhalten und man könne es sich leisten, sich mit dem Kinderkriegen Zeit zu lassen. Das heißt, dass allein die Existenz dieser Technik Paare dazu veranlassen könnte, die Verwirklichung des Kinderwunsches immer weiter nach hinten zu verschieben, auf einen noch »optimaleren« Zeitpunkt, weil es ja diese Technik gibt. Bedenken wir, dass wir in einer Zeit leben, in der es Menschen immer schwerer fällt, überhaupt Entscheidungen zu treffen, vor allem aber Entscheidungen bezogen auf den Lebenspartner, bedenken wir, dass gerade heute viele Menschen sich nicht trauen, sich auf einen Partner festzulegen, weil sie insgeheim immer denken, sie könnten auf eine noch bessere »Partneroption« stoßen, so wird deutlich, wie gefährlich diese Technik ist. Wir leben, wie Peter Groß dies treffend beschrieben hat, in einer Multioptionsgesellschaft. Wir möchten uns so lange wie möglich so viele Optionen wie möglich offenhalten. Jede Verringerung kommt uns als Verlust vor, und ab dem Moment, da wir uns für einen bestimmten Partner entscheiden, entscheiden wir uns gleichzeitig gegen viele andere, wir beschneiden also unsere Optionen. Vor diesem Hintergrund sind viele Menschen ihr Leben lang auf der Suche nach der noch besseren Option für ihr Leben und versäumen, sich irgendwann wirklich zu binden. Insofern kann die Technik auch zu einer Einladung werden, in diesem Modus des Multioptionslebens zu verharren – und sich damit auch noch die letzte Chance auf ein Kind zu verbauen.

Es kann sehr hilfreich sein, sich bereits im Vorfeld diese so subtilen Gefahren vor Augen zu führen. Sich vor Augen zu führen, dass das eigentlich Tragische an dieser Technik darin liegt, dass sie uns dazu verführt, unsere optionale Lebensweise auch in Bezug auf den Nachwuchs noch zu verstärken, um am Ende womöglich ganz leer auszugehen. Dies zeigt auf, dass eben kein Zusammenhang besteht zwischen einem Zuwachs an Möglichkeiten und der Freiheit, sich für eine dieser Möglichkeiten zu entscheiden. Denn man darf nicht vergessen, dass mit der Potenzierung von Möglichkeiten im Zweifelsfall auch Unfreiheit einhergeht, und zwar Unfreiheit, die aus der Unsicherheit resultiert, aus dem Zweifel, aus dem Zaudern, aus der Angst. Vor lauter Möglichkeiten traut man sich nicht, sich festzulegen, und zwar aus der Angst heraus, sich für das Falsche bzw. nur Zweitbeste zu entscheiden und somit das Optimum zu verfehlen. Wir möchten heute eben in allen Bereichen nicht nur gut, sondern optimal entscheiden, und damit werden wir tendenziell entscheidungsunfähig (siehe dazu die lesenswerte Arbeit von Claudia Bozzaro[10]).

Etwas Grundlegendes wird hier deutlich: Wir empfinden den Zeitdruck, sich für eine Familie zu entscheiden, als bloße Last, als lästiges Hindernis. Aber wir verkennen, dass aus dem biologisch bedingten Zeitdruck auch ein Wert entspringen kann, und das ist der Wert der Selbstreflexion. Wenn wir wissen, dass wir wenig Zeit haben, werden wir gezwungen, über uns nachzudenken, uns klarzuwerden, welches Leben wir führen wollen. Der Zeitdruck kann also eine Intensivierung des Lebens bedeuten, weil wir gezwungen werden, nach unserer Identität zu suchen und uns Gewissheit darüber zu verschaffen, wer wir sein wollen. Der Zeitdruck ist wie eine Lupe, die auf das Wesentliche fokussiert. Er diszipliniert uns, indem er uns davor bewahrt, uns weiter zu zerstreuen. Er mahnt uns, jetzt zu entscheiden, jetzt Klarheit herzustellen und nicht weiter vor einer Entscheidung zu flüchten. Das heißt, dass der Zeitdruck etwas Bereinigendes und auch etwas Klärendes haben kann. Man kann sagen, der Zeitdruck ist genauso schmerzhaft wie notwendig für ein gutes Leben. Es stellt sich also die große Frage, ob das Social Freezing tatsächlich einen Zeitgewinn bedeutet oder ob es nicht vielmehr dazu verleitet, vor einer Festlegung zu flüchten, einer Entscheidung über Lebensprioritäten weiter auszuweichen.

Etwas anderes kommt hinzu: Es ist heute sehr schwer für junge Frauen, ihre beruflichen Ziele mit den Zielen der Familiengründung so zu vereinbaren, dass sie ohne Konflikte leben können. Vor diesem Hintergrund wird die Familiengründung oft nach hinten verschoben, bis es nicht mehr geht. Nun hat man eine solche Technik auf den Weg gebracht, und plötzlich scheint dieses Grundproblem etwas entschärft zu sein. Kaum jemand bemerkt, dass man hier ein strukturell-soziales Problem biologisch zu lösen gedenkt. Kaum jemand bemerkt, dass man die strukturell-sozialen Gegebenheiten so belassen möchte, um das Problem stattdessen auf dem Rücken der Frauen zu »lösen«.

Man tastet lieber die körperliche Integrität der Frau an anstatt die strukturell-sozialen Verhältnisse anzutasten. Das scheint mir in einem massiven Widerspruch zu der Rhetorik der Freiheit zu stehen, die bei der Implementierung des Social Freezings angewendet wird.

Und mehr noch: Man isoliert die Eizellen und glaubt, dass man mit der Konservierung der Eizellen in einem »jungen« Zustand die Zeit selbst konserviert hätte. Es wird viel zu wenig bedacht, dass zwar die Eizellen eingefroren werden, dass aber nicht nur die Mutter, sondern auch ihr gesamtes Umfeld in dieser Zeit des Eingefrorenseins weiter »altert«. Das heißt, man hat zwar die Keimzelle eingefroren, aber damit doch nicht die Zeit. Das Älterwerden der Frau schreitet weiter, immer weiter. Und die Umgebung der Frau, ihr soziales Umfeld, ihre Lebensgewohnheiten, alles passt sich dem zunehmenden Alter an. Das heißt, wenn man glaubt, jetzt könnte das Kind auch später kommen, weil ja die Eizellen jung geblieben sind, so muss man doch anerkennen, dass dieses Kind in eine vergleichsweise »alte« Umgebung hineingeboren wird, das heißt, dass der Abstand zur Mutter eben immer größer geworden ist und damit natürlich auch der Abstand zum sozialen Umfeld der Mutter, vielleicht gar zu den Geschwistern, Onkeln, Tanten etc. Das Problem ist hier also der zunehmende Altersabstand des Kindes zu der vorangehenden Generation. Man mag jetzt einwenden, dass ja Väter auch keine biologische Uhr hätten und es daher im emanzipatorischen Sinne wäre, durch das Social Freezing eine Gleichberechtigung herzustellen. Aber hier wird verkannt, dass die späte Vaterschaft ihrerseits keineswegs moralisch positiv besetzt ist, sondern oft als eine egozentrische Entscheidung wahrgenommen wird.

All das mag nicht genügen, um das Social Freezing zu verbieten, aber diese Überlegungen machen doch deutlich, dass es eine dringliche Aufgabe gerade der Ärztinnen und Ärzte sein muss, auf diese Implikationen ebenso hinzuweisen wie auf die technischen Möglichkeiten. Je mehr die Paare nur mit den Möglichkeiten der Technik konfrontiert werden, ohne dass sie darauf vorbereitet werden, was diese Techniken als Herausforderungen für sie und ihr ganzes Leben mit sich bringen, wird sich eine Spirale der Machbarkeit weiterdrehen, und man wird viel zu spät erkennen, was man da eigentlich gemacht hat.

Alternativen zur technisierten Fortpflanzung

Ungewollte Kinderlosigkeit ist ein altes Menschheitsproblem. Der Wunsch eines Menschen, Kinder zu haben, ist tief verankert, und seine Nichterfüllung kann große Schmerzen bereiten. Die Geschichte kennt die Unbedingtheit und schmerzliche Dringlichkeit des Kinderwunsches; sie findet sich in der Literatur, in Märchen und vor allem in der Bibel auf Schritt und Tritt. Es gab und gibt viele Paare, die sich in dieser Not befinden, und dass die Medizin Methoden entwickelt hat, um einigen von ihnen zu helfen, ist zunächst einmal zu begrüßen. Dies kleinzureden würde bedeuten, die Not der ungewollt kinderlosen Paare zu bagatellisieren. Insofern kann es nicht darum gehen, die Technisierung per se zu verdammen, sondern es geht um eine Anwendung der Technik mit Besonnenheit und Augenmaß.

Leidenslinderung

Immer mehr werden Schwangerschaft und Geburt unter dem Aspekt reiner Zweckmäßigkeit wahrgenommen, anstatt sie im ursprünglichen Kontext von Emotionen zu belassen, die wir wieder neu erlernen müssen: Gefühle von Rührung, Achtung, Staunen und Ergriffensein. Die Unterwerfung dieser Grenzsituationen des Menschen unter die Selbstgesetzlichkeiten einer durchrationalisierten und durchtechnisierten Medizin haben diesen wichtigen Grenzsituationen ihren zentralen Gehalt geraubt. Gerade Paare, die sich sehnlich Kinder wünschen oder ein Kind erwarten, werden, um glückliche Menschen werden zu können, auf eine Gesellschaft und eine Medizin angewiesen sein, die ihnen diese Gefühle wieder zurückgibt. Die moderne Medizin ist angesichts dieser Grenzsituationen vielleicht genauso sprach- und hilflos wie unsere auf Effizienz und Erfolg ausgerichtete Gesellschaft. Diese Sprach- und Hilflosigkeit wird viel zu schnell hinter technischer Perfektion versteckt. Wenn es aber um solche Grundfragen des Menschseins geht, kann die Technik per se nicht die Antworten geben, nach denen sich viele Menschen sehnen, gerade wenn sie mit Not, Entsagen, Verzicht und Ängsten konfrontiert werden. Daher kann es in Zukunft nur darum gehen, all die benannten Bereiche gerade nicht als rein technische Probleme zu betrachten, sondern als existenzielle Nöte, als Situationen der Bedrängnis, in denen die Betroffenen mit den bloß technischen Angeboten nicht alleingelassen werden dürfen. Sie sollten vielmehr Hoffnung haben dürfen auf ein Medizin- und Gesellschaftssystem, das sich für ihre Not ernsthaft interessiert und ihnen ganzheitlich hilft.

Nicht die »Herbeiführung« einer Geburt, sondern das Lindern des Leidens an der ungewollten Kinderlosigkeit müsste das Ziel einer humanen Medizin sein.

Solange der medizinische Erfolg der Reproduktionsmedizin allein durch die Baby-take-Home-Rate beziffert wird, erscheinen alle Maßnahmen, die nicht zur Geburt eines Kindes führen, als sinnlos. Damit wird die Reproduktionsmedizin aber gegen ihr eigenes Versprechen dem überwiegenden Teil derer, die sich hilfesuchend an sie wenden, nicht gerecht. Bei einer Erfolgsquote von 15,4 Prozent stellt sich sogar die Frage, ob man hier überhaupt von einer erfolgreichen Technik sprechen kann. Ruft nicht der Sog der Machbarkeit letztlich mehr Leid hervor, als er zu »meistern« verspricht? Zahlreiche Studien belegen, dass ein Teil der Paare am Ende mehr unter den wiederholten erfolglosen Versuchen leidet als unter der unerwünschten Kinderlosigkeit selbst.

Bedenkt man dieses Missverhältnis und macht man sich klar, dass die Zusammenhänge größer sind, als es der »technische Imperativ«, von dem ich anfangs sprach, suggeriert, dann wird deutlich, dass nicht die Geburt, sondern vielmehr der Leidenszustand der Paare als zentraler Orientierungspunkt einer humanen Medizin betrachtet werden sollte. In ihrer einseitigen Konzentration auf technische Versiertheit wird die Medizin ihrem Auftrag als Heilkunde im Sinne des übergeordneten Zieles, die Leiderfahrung eines Menschen zu lindern, nicht gerecht. Sie vergisst, sich dem Menschen in seinem Leiden auch (vielleicht sogar gerade!) dort zuzuwenden, wo das Machbare an seine Grenzen stößt, wo er also seelische Unterstützung und das Aufzeigen alternativer Perspektiven benötigt. Dies gilt ja im Grunde für die Vermittlung jeder einschneidenden Diagnose: Immer wird das Selbstverständnis des betroffenen Menschen in eine tiefe Krise gestürzt, und immer obliegt es der Ärztin oder dem Arzt, den Leidenden in dieser ganzen Bedrohtheit wahrzunehmen und nicht nur im Hinblick auf eine technisch möglicherweise zu behebende Funktionsuntauglichkeit.

So kann es auch innerhalb der Reproduktionsmedizin nicht darum gehen, Paare mit unerfülltem Kinderwunsch mit technischen Möglichkeiten zu konfrontieren und sie dann alleinzulassen, wenn die Technik an ihnen scheitert, möglicherweise gar mit dem Gefühl, nicht die Technik habe versagt, sondern sie selbst. Viele Frauen erfahren den Misserfolg als ein persönliches Scheitern, was eine verquere, aber nichtsdestotrotz dramatische Umkehrung der technischen Obsession in Schuld darstellt (ich komme darauf in Kapitel 4 zu sprechen). »Ich habe Angst vor dem Versagen (meines Körpers)« – schon dieser nicht selten geäußerte Satz sollte einen nachdenklich stimmen. Einer umfassenden Medizin im oben genannten Sinne würde es obliegen, technische Verlierer erst gar nicht entstehen zu lassen, und zwar nicht dadurch, dass sie immer mehr auf das Potenzial der Technik vertraut, sondern so, dass sie das scheinbare »Verlieren« dort, wo die Technik misslingt, in einem größeren Zusammenhang auffängt.

Der Gedanke, dass die technische Lösung möglicherweise nicht immer die beste ist, kommt vielen Paaren allzu selten. Ich denke, dass die Medizin diese Techniken grundsätzlich bereitstellen, sich aber zugleich ihrer Grenzen immer bewusst bleiben und von Anfang an offen mit den Paaren über das mögliche Scheitern sprechen sollte. Denn nur, wenn man so früh und so offen wie möglich auch das

Scheitern zur Sprache bringt, gibt man den Paaren die Chance, sich auch auf Alternativen wie Adoption, Pflegschaft oder gar ein Leben ohne eigenen Nachwuchs einzustellen. Könnte eine humane Medizin nicht sogar dazu beitragen, das Scheitern einer Technik im Hinblick darauf, eine Schwangerschaft herbeiführen zu können, nicht nur als ein Versagen zu erfahren, sondern auch im Sinne der Demut vor der letztendlichen Unverfügbarkeit des Kindes?

Anstatt eine absolute Kontrollierbarkeit und Machbarkeit des Lebens zu suggerieren, sollten wir auch angesichts des ungeborenen Lebens das zurückgewinnen, was wir vielleicht am meisten verloren haben: eine Grundhaltung der Demut.

Das Kind als Gabe und Geheimnis

Ein Kind kann man sich nur wünschen. Man kann es nicht bestellen. Der Kinderwunsch muss ein Wunsch bleiben, weil man einen neuen Menschen nur wünschend empfangen kann. Der Wunsch drückt aus, dass es nicht in unserer Macht liegt, ob er in Erfüllung geht. Wir können hoffen, aber wir können nicht einfach damit rechnen. Auch im Zeitalter allgegenwärtiger Technik ist es notwendig, dass wir den Anfang eines Menschen nicht bloß rational kalkulieren, sondern eine Grundhaltung des Staunens beibehalten. Denn bei aller Technik wohnt dem Anfang eines Menschen immer noch etwas Geheimnisvolles inne. Es gibt so etwas wie ein Geheimnis der Entstehung des Menschen, und gerade dieses Geheimnis des Anfangs fordert auf zur Demut. Es fordert auf zu der Einsicht, dass das Entstehen eines Menschen nicht als machbar, sondern immer als ein unverfügbares Ereignis anzusehen ist. Der Philosoph Max Scheler (1874–1928) hat das so ausgedrückt: »Demut öffnet das Geistesauge für alle Werte der Welt. Sie erst, die davon ausgeht, dass nichts verdient sei und alles Geschenk und Wunder, macht alles gewinnen.«

Diese Grundhaltung der Demut wird einem auch angesichts eines Kindes im Mutterleib, das man einer vorgeburtlichen Diagnostik unterzieht, weiterhelfen können. Auch hier wird man nicht glücklich, wenn man dem ungeborenen Kind allein mit der Grundhaltung des Machens, des Aussortierens, des Verfügens begegnet. Je mehr das Kind als ein zu Machendes gesehen wird, über das man nach Wahl befinden kann, desto mehr verkennt man, was für ein Geheimnis ein jeder Mensch ist und was für ein Wunder sich hinter der Ankunft eines neuen Menschen verbirgt.

Jedes ungeborene Leben berührt uns, weil es mit uns zu tun hat.

Der Mensch hält den Atem an, wenn ein neuer Mensch kommt. Er staunt. Es wird ihm etwas Tiefes bewusst. Diese tiefe Berührung ist ein Fingerzeig darauf, wie wesentlich es für unser Selbstverständnis als Menschen ist, dem Anfang eines jeden neuen Lebens mit dieser Grundhaltung der Demut zu begegnen.

Kapitel 2: Durchleuchten, prüfen, aussortieren?

Noch nie wurde die Freiheit des Menschen so hoch gepriesen wie heute und noch nie konnte der Mensch auf so viele Entscheidungsmöglichkeiten zurückgreifen. Dass jedoch die Breite dieser Möglichkeiten nicht zwangsläufig mit einer größeren Freiheit einhergeht, zeigt sich ganz besonders im Umgang mit der vorgeburtlichen Diagnostik. Denn ist ein Paar, das heute ein Kind erwartet, tatsächlich freier? Das Kapitel befasst sich mit der Frage, warum uns der heutige Umgang mit ungeborenem Leben nicht glücklich machen kann. Es befasst sich mit der durch die Diagnostik gespeisten sozialen Erwartung nach dem »makellosen« Kind und wirft einen Blick auf die zur technischen Normalität erklärten Abtreibung, deren seelisches und moralisches Konfliktpotenzial in die Privatsphäre verbannt wird. Es plädiert dafür, dem Erleiden Raum zu geben, und zeigt Beispiele auf, wie gerade die Annahme des Gegebenen uns dabei helfen kann, Krisensituationen zu bewältigen.

Januskopf Pränataldiagnostik

Noch bis vor wenigen Jahrzehnten blieb das kommende Kind verborgen; man nahm es an, wie es kam. Heute können wir das Ungeborene bis in die feinsten Verästelungen seiner Leiblichkeit durchleuchten. Noch bevor es sich durch fühlbare Regungen im Mutterleib bemerkbar macht, lässt es sich durch verschiedene Techniken diagnostisch erfassen: angefangen beim Ultraschall, der seine Entwicklung kontrolliert und etwas über seine Körperform und die Entwicklung seiner Organe sagt, über Bluttests bis hin zu den sogenannten invasiven Methoden, bei denen dem Ungeborenen über einen direkten Eingriff in die Gebärmutter Zellen entnommen und labortechnisch auf bestimmte genetische Anomalien oder Krankheiten hin untersucht werden (Amniozentese, Chorionzottenbiopsie, Nabelschnurpunktion).

Diese zunehmenden Möglichkeiten, etwas über das Kind zu erfahren, haben zwei Seiten. Dort, wo sie dazu beitragen können, Erkrankungen der Mutter oder des Kindes frühzeitig zu erkennen und damit gegebenenfalls eine Frühbehandlung einzuleiten (zum Beispiel bei Rhesusunverträglichkeit von Mutter und Kind oder einer Mangelversorgung des Fetus über den Mutterkuchen), stellen die pränataldiagnostischen Möglichkeiten zweifellos einen Segen dar. Die Möglichkeiten einer frühzeitigen Therapie betreffen jedoch nur einen Bruchteil der Fälle. Die weitaus meisten der über pränatale Diagnostik entdeckten Krankheiten und Behinderungen lassen sich nicht behandeln. Ist die Schwangerschaft einmal da, bleiben die Paare so mit dem kaum erträglichen ethischen Konflikt zurück, sie unter der erschwerten Bedingung einer erkannten Anomalie fortzusetzen oder aber sie »abzubrechen«, und das heißt nichts weniger als über Leben oder Tod ihres Kindes zu entscheiden. Dazu kommt, dass die Möglichkeit, eine nicht behandelbare Erkrankung oder Behinderung bereits beim ungeborenen Kind aufzudecken, den Paaren zugleich eine bestimmte gesellschaftliche Erwartung auferlegt: die eines »gesunden« Kindes, während zugleich die Akzeptanz eines »behinderten« Kindes sinkt. Die Eltern können es sich angesichts dieser Untersuchungsmöglichkeiten einfach nicht mehr leisten, das Kind so anzunehmen, wie es ist. Es wird von ihnen – mehr oder weniger stillschweigend – erwartet, dass sie das Kind durchmustern, wenn es Techniken gibt, die dies ermöglichen. So wird heute von den Paaren letzten Endes erwartet, dafür Sorge zu tragen, dass sie »makellose« Kinder auf die Welt bringen. Tun sie es nicht, haben sie etwas falsch gemacht, gelten als fahrlässig und verantwortungslos.

Eine Patientengeschichte

In die Problematik der Pränataldiagnostik möchte ich mit einer Patientengeschichte einsteigen, in die ich als Externer einbezogen worden bin und die mich sehr nachdenklich gemacht hat.

Eine 29-jährige Frau hatte während ihrer ersten Schwangerschaft eine sogenannte Gestose, eine krankhafte Schwangerschaftsstörung, entwickelt. Sie war so stark ausgeprägt, dass die Patientin in Lebensgefahr geriet, jedoch durch eine angemessene medizinische Betreuung gut eingestellt werden konnte. Trotzdem kam es zu einer krankheitsbedingten Frühgeburt. In der 24. Schwangerschaftswoche gebar sie ein Kind mit einem Geburtsgewicht von unter 500 Gramm. Das Kind konnte dank der medizinischen Technik alle Komplikationen überstehen und entwickelte sich gut. Es ist heute sechs Jahre alt. Vor drei Jahren wurde die Patientin zum zweiten Mal schwanger. Sie nahm vorsorglich Medikamente ein, um eine erneute Gestose zu verhindern. In der 18. Schwangerschaftswoche zeigte sich jedoch im Ultraschall, dass das ungeborene Kind deutlich unterversorgt war und eine extreme Wachstumsstörung entwickelt hatte, was ein typisches Bild für eine solche Gestose sein kann. Die untersuchende Gynäkologin betonte, dass das Kind höchstwahrscheinlich nicht überleben werde, und sie riet der Patientin zu einem Schwangerschaftsabbruch, da das Warten auf den Tod im Mutterleib für die Schwangere zu belastend sei. Die Patientin lehnte eine Abtreibung aus Überzeugung dezidiert ab und stellte sich an der Uniklinik vor. Hier bestätigte man zwar die überaus ernste Prognose für das Kind, ließ aber offen, ob ein Schwangerschaftsabbruch die richtige Entscheidung in dieser Situation wäre. In ihrer Überzeugung bestärkt, entschloss sich die Patientin, die Schwangerschaft, wenn auch unter strenger ärztlicher Beobachtung, fortzusetzen.

Die weitere Entwicklung der Schwangerschaft verlief unter medikamentöser Behandlung zunächst komplikationslos. In der

22. Schwangerschaftswoche aber musste aufgrund der schlechten Versorgungslage des Kindes ein Kaiserschnitt vorgenommen werden. Nur so konnte der Tod des Kindes im Mutterleib verhindert werden. Das Kind kam mit einem Gewicht von 430 Gramm auf die Welt, musste beatmet und im Inkubator versorgt werden. Die Überlebenschance war zwar sehr gering, aber es gab einen Funken Hoffnung, dass das Kind vielleicht doch noch gerettet werden könnte, zumal sich das erstgeborene Geschwisterkind drei Jahre zuvor mit einem nur minimal höheren Gewicht komplett regenerieren konnte. Die Situation sah zunächst stabil aus, aber am dritten Tag verschlechterte sich der Befund dramatisch. Man entschied sich schließlich dafür, auf weitere Maßnahmen zu verzichten, und ermöglichte es dem Kind, in Ruhe zu sterben.

Die Eltern nahmen mit großem Schmerz von ihrem Kind Abschied. Und auch heute noch, Jahre später, ist dieser Verlust nicht bewältigt. Eine dritte Schwangerschaft haben sie für sich ausgeschlossen. Trotzdem empfinden die Eltern die drei Tage, die sie mit ihrem Sohn verbringen durften, als große Bereicherung ihres Lebens.

Diese Patientengeschichte zeigt die Janusköpfigkeit der Pränataldiagnostik deutlich auf. Die Möglichkeit einer solchen Diagnostik ist für diese junge Frau sicher von großem Wert gewesen: Ohne sie hätte sich das Kind in einer wesentlich bedrohlicheren Situation befunden und wäre wohl im Mutterleib gestorben. Auch war es ihr auf diese Weise möglich, ein realistisches Bild der zu erwartenden Komplikationen zu gewinnen. Aber die Pränataldiagnostik hatte auch ihre Schattenseiten. So nötigte allein ihre Existenz den Eltern eine Entscheidung ab, die ohne eine solche Untersuchung überhaupt nicht hätte gefällt werden müssen: die Entscheidung, ob dieses Kind weiterleben oder ob sein Leben frühzeitig aktiv beendet werden soll. Die junge Frau widersetzte sich entschieden der ärztlichen Empfehlung einer Abtreibung, weil sie das Leben als eine Gabe betrachtete und es ihr unvorstellbar schien, selbst Hand an dieses Leben zu legen. Ihre Geschichte macht jedoch deutlich, wie leicht Betroffene vor das Dilemma einer Abtreibung gestellt werden können, wenn sich bei der vorgeburtlichen Untersuchung Negativbefunde häufen.

Was ohne Pränataldiagnostik selbstverständlich gewesen wäre – nämlich, dass ein Kind so lange lebt, wie es leben kann –, wird mit der möglichen Diagnostik zur persönlichen Wahlentscheidung.

Der Ausgang dieser Patientengeschichte zeigt, welchen Unterschied es macht, ob man selbst ein Kind tötet oder ob man ein Kind sterben lässt. Dieses Paar entschied sich aus Überzeugung dafür, den kommenden Verlauf abzuwarten und es der Natur, dem Schicksal oder Gott zu überlassen, ob das Kind weiterleben darf oder nicht. Die ärztlich angeratene Abtreibung hätte zumindest dieser Mutter enorme Schuldgefühle aufgebürdet und ihr zugleich die Erfahrung verwehrt, ihr eigenes Kind, wenn auch nur für wenige Tage, erleben zu dürfen. – Jede Geschichte steht für sich. Diese lässt sich nicht verallgemeinern, aber sie zeigt vieles auf.

Zunächst möchte ich festhalten, dass es durchaus sinnvoll und auch notwendig ist, das ungeborene Kind unter ärztliche Betreuung zu stellen. Der Sinn der Pränataldiagnostik besteht ja nicht primär darin, die Frage nach der Abtreibung zu stellen. Vielmehr lag – und liegt! – der eigentliche und ursprüngliche Sinn darin, Entwicklungsstörungen frühzeitig zu erkennen, um gegebenenfalls eine Frühbehandlung des Kindes zu ermöglichen. Ferner dienen die Untersuchungen bei richtiger Handhabung dazu, die Befürchtungen und Sorgen der Schwangeren abzubauen und sie vergewissernd auf den weiteren Verlauf der Schwangerschaft einzustimmen.

Es gehört also zur Sorgfaltspflicht der Ärztin oder des Arztes, die Pränataldiagnostik anzubieten. Trotzdem hat sie ihre Schattenseiten. Diese ergeben sich aber nicht aus der Pränataldiagnostik als solcher, sondern resultieren letztlich aus ihrer Handhabung. Je mehr nämlich das Durchmustern des Ungeborenen zur Routine wird und je detaillierter die Informationen sind, die man über das Kind bekommt, desto eher wird das Gegenteil dessen erreicht, was eine gute Pränataldiagnostik bewirken sollte. Denn bei einer unreflektierten, schematischen Handhabung führt die Pränataldiagnostik gerade nicht zu der erwünschten Vergewisserung, sondern allzu oft dazu, dass die Schwangeren verunsichert werden. Dies kann zu einer schweren Belastung werden, und nicht selten führt bereits die kleinste diagnostische Unsicherheit zur vorsorglichen Beendigung einer Schwangerschaft. Bevor man ein Risiko eingeht, scheint die Abtreibung immer noch der sicherste Weg, ein Kind mit Behinderungen zu verhindern.

Abschied vom Zustand der guten Hoffnung

Die Kehrseite der an sich genommen segensreichen Pränataldiagnostik zeigt sich also dort, wo der Zustand der guten Hoffnung, wie man die Schwangerschaft früher nannte, zum Problemzustand wird. Dies beginnt bereits mit der Zuordnung einer Schwangerschaft zu den »Risikoschwangerschaften«, die Eingangstor und Legitimation für die Pränataldiagnostik sind.

Als sogenannte Risikopatientinnen gelten Schwangere, die
- *älter sind als 35 Jahre,*
- *die bereits ein Kind mit einer Chromosomenauffälligkeit haben,*
- *bei denen eine familiäre Veranlagung für vorgeburtlich nachweisbare Erkrankungen besteht,*
- *bei denen die routinemäßige Ultraschalluntersuchung einen auffälligen Befund lieferte.*

Das ungeborene Kind als ein Symbol der Hoffnung auf ein neues Licht, auf einen Menschen, der die Welt verändern könnte: Diese Blickrichtung ist heute, im Zeitalter der vorgeburtlichen Kontrolle, so gut wie verstellt. Was mit einer unreflektierten Handhabung der Pränataldiagnostik erreicht wird, ist der Verlust eines unbefangenen Umgangs mit der Schwangerschaft, was nicht selten dazu führt, dass diese gedanklich in zwei Phasen eingeteilt wird: Zunächst haben wir es mit einer Schwangerschaft auf Vorbehalt zu tun, die erst nach einer unauffälligen Pränataldiagnostik zur akzeptierten Schwangerschaft wird. Diese Verdunkelung der Schwangerschaft im Sinne der »guten Hoffnung« geht paradoxerweise noch immer mit einer weitgehenden Tabuisierung der Frage einher, wie betroffene Eltern es verkraften, wenn sie tatsächlich mit der Diagnose einer Krankheit oder Behinderung konfrontiert werden und nun vor der Herausforderung stehen, über Leben und Tod ihres Kindes entscheiden zu müssen.

Dies belegt ein seit 2005 von der EU gefördertes Projekt zur Untersuchung der Auswirkungen von Gen- und Pränataldiagnostik auf Schwangere und ihre Partner, das zeigt, wie traumatisierend der Entscheidungskonflikt von den Betroffenen erlebt wird.[11] Auch eine weitere, vor allem auf Erfahrungsberichten aufbauende Studie kam zu dem Ergebnis, dass die Pränataldiagnostik zwar, solange dadurch die Hoffnung auf ein gesundes Kind bestätigt wird, als Routineangebot in aller Munde sei. Ein tatsächlich von der Norm abweichender Befund und mögliche Konsequenzen würden dagegen sowohl von der Umwelt als auch von den beteiligten Ärztinnen und Ärzten tabuisiert.[12] Eine junge Frau formuliert das so: »Man denkt, dass die Untersuchung Routine ist, aber auf einmal bleibt die Welt stehen.«[13] Sie bestätigt damit eine im Jahre 2004 von der Bundeszentrale für gesundheitliche Aufklärung (BZgA) in Auftrag gegebene repräsentative Studie zur Pränataldiagnostik, die auf dramatische Weise deutlich machte, dass die schwangeren Frauen trotz der wachsenden Inanspruchnahme im Grunde nicht wissen, welche Konsequenzen die Untersuchungen möglicherweise nach sich ziehen.

Die Filmemacherin und Fernsehredakteurin Monika Hey, die das ethische Dilemma der vorgeburtlichen Diagnostik am eigenen Leib erfahren und mit *Mein gläserner Bauch. Wie die Pränataldiagnostik unser Verhältnis zum Leben verändert* ein eindrückliches Buch darüber geschrieben hat, hat einen Fragenkatalog zu den einzelnen Untersuchungsverfahren entwickelt, der das Mindeste dessen angibt, worüber sich die Schwangere bereits vor der entsprechenden Maßnahme im Klaren sein sollte:

- *Wie gestaltet sich die Diagnostik?*
- *Wann wird sie eingesetzt?*
- *Was erfahre ich?*
- *Was gibt es zu bedenken? (Mit welchen Konsequenzen ist dieses Wissen verbunden? Mit welchen womöglich überflüssigen Ängsten?)*[14]

Schon daraus wird deutlich, welch hohe Verantwortung der Arzt zu tragen hat, wenn er die Pränataldiagnostik durchführt. Denn bereits über die Art und Weise, wie er die Befunde vermittelt, wird er die Entscheidung der Schwangeren zur Abtreibung oder zum Austragen des Kindes entscheidend mitprägen.

Eine ethische Verantwortung der modernen Medizin bestünde meines Erachtens darin, darauf hinzuwirken, dass die Unbeschwertheit und Unbefangenheit der Schwangeren nicht komplett aufgegeben und dass die Schwangerschaft nicht pathologisiert, das heißt als eine Krankheit dargestellt wird. Denn je mehr Befunde gesammelt werden, umso mehr wird das vorgeburtliche Leben gefährdet. Bekommt man doch mit jedem Befund die Frage gestellt: Möchten Sie das Kind trotzdem? Trotzdem! Dieses Trotzdem ist gefährlich, weil es zum Ausdruck bringt, dass man sich rechtfertigen muss, wenn man sich für und nicht gegen das Leben entscheidet. Das ist der springende Punkt.

Wir haben es hier mit einer Umkehrung der verantwortungsvollen Elternschaft zu tun. Verantwortungsvolle Elternschaft bedeutet immer mehr, dass man ausreichend kontrolliert und nur dann Ja zum Leben sagt, wenn die Untersuchungsbefunde negativ waren.

Wenn auffallende Befunde auftreten, wird es geradezu rechtfertigungsbedürftig, wenn man Ja zum Leben sagt. Das meint dieses Trotzdem. Ja zum Leben zu sagen bedeutet, immer mehr Gefahr zu laufen, dass andere es nicht nachvollziehen können angesichts des Wissens um eine Krankheit, um eine Behinderung, ja oft nur um die bloße Möglichkeit einer Normabweichung. Ja zum Leben zu sagen ist also nicht mehr das Selbstverständlichste und Humanste, sondern wird immer mehr zu einer wagemutigen Entscheidung. Ähnlich drückt dies auch Wolfram Henn, Professor für Humangenetik am Universitätsklinikum des Saarlandes, aus:

> *»Wir geraten, je mehr es an Möglichkeiten gibt, umso mehr in einen – ich würde schon fast sagen –* Machbarkeitswahn *hinein: dass man immer mehr glaubt, dass man mit der Medizin gesunde Kinder garantieren kann. Dem ist mitnichten so. Und gegen diese Anspruchshaltung müssen wir anarbeiten, anberaten. Und vor allem müssen wir Eltern, die sagen, ich möchte gern guter Hoffnung bleiben, um ins Biblische zu gehen, diese Chance lassen. Das Nein-Sagen-Dürfen müssen wir mit Klauen und Zähnen verteidigen.«*[15]

Das behinderte Kind als vermeidbares Übel?

Wie wichtig diese Überlegungen sind, können wir an den ganz aktuellen Entwicklungen unschwer erkennen. So gibt es seit August 2012 einen von der Konstanzer Firma Lifecodexx entwickelten Bluttest, den Praena-Test, mit dem man ab der zehnten Schwangerschaftswoche ohne weitere Gefährdung der Mutter oder des Kindes untersuchen kann, ob das Ungeborene Trisomie 21 hat oder nicht.

Trisomie 21 oder Down-Syndrom ist eine der am häufigsten auftretenden Chromosomenanomalien bei Neugeborenen. Das 21. Chromosom bzw. Teile davon sind dreifach vorhanden; Menschen mit dieser Fehlbildung verfügen also über 47 statt wie üblich über 46 Chromosomen in jeder Körperzelle. Im Gegensatz zu vielen anderen Chromosomenanomalien, die bereits in einem sehr frühen Stadium zu (oft unbemerkten) Fehlgeburten führen, behindert die Trisomie 21 die Entwicklung des Embryos üblicherweise nicht. Das Down-Syndrom ist eine genetische Abweichung vom Normalzustand und keine Krankheit. In der Regel ist Trisomie 21 mit körperlichen Auffälligkeiten und einer leichten bis mäßigen Einschränkung der kognitiven Fähigkeiten verbunden. In Deutschland leben etwa 50 000 Menschen mit Down-Syndrom.

Der Bluttest auf Trisomie 21

Im Gegensatz zu den herkömmlichen invasiven Methoden (Chorionzottenbiopsie und Amniozentese), bei denen immer ein eingriffsbedingtes Risiko besteht, stellt dieser nicht-invasive Test also zunächst einmal einen Fortschritt dar. Sieht man von den ethischen Bedenken ab, verbindet er lediglich zwei bereits praktizierte Maßnahmen: das aus der Ultraschalluntersuchung und einem Eiweißstoffe bemessenden Bluttest bestehende Ersttrimesterscreening, das heute fast jede Schwangere wahrnimmt, und die bislang sogenannten Risikopatientinnen vorbehaltene Fruchtwasseruntersuchung – und dies ohne Risiko.

Unbekümmert könnte man meinen, dass damit der Bluttest eindeutig positiv beurteilt werden müsste. Die Fruchtwasseruntersuchung zu ersetzen, die mit einer Sterblichkeitsrate von bis zu einem Prozent für das Kind einhergeht, ist unbezweifelbar ein hochrangiges moralisches Ziel. Wie kann man also Kritik an einer Methode üben, mit der das Leben von 300 Kindern im Jahr gerettet werden kann, wenn man die derzeit etwa 30 000 Amniozentesen im Jahr zusammenrechnet? Und doch muss man den größeren Zusammenhang mitbedenken, um den Test differenziert einordnen zu können. Das bedeutet, dass man die begrüßenswerten Eigenschaften des Praena-Testes nicht ignorieren darf, zugleich aber sich davor bewahren muss, diesen Test als bloße Harmlosigkeit abzutun. Ihn als harmlos einzustufen liegt ja geradezu nahe, weil das Positive so evident ist und die Probleme, die dieser Test mit sich bringt, nur sehr subtil fassbar sind.

Auch wenn sich dies zunächst paradox anhören mag: Zu einem gefährlichen Test wird der Praena-Test gerade dadurch, dass er so einfach und handhabbar ist. Denn er geht mit einem Versprechen einher. Er verspricht Sicherheit und Gewissheit, solange von einem negativen Befund ausgegangen werden kann. Bereits dies ist trügerisch, da der Test nicht sagt, dass das Kind gesund ist. Er schließt lediglich eine bestimmte Form der Behinderung aus. Bei einem positiven Befund dagegen stürzt der vermeintlich harmlose Test die Schwangere oft unvorbereitet in eine Situation, in der sie plötzlich eine Frage von Leben und Tod zu beantworten hat. Die Gefahr besteht also darin, dass die volle Tragweite der vermeintlich ungefährlichen Blutuntersuchung der Schwangeren erst dann bewusst wird, wenn sie das Ergebnis nicht mehr ignorieren kann.

Aber ist das nicht eine Situation, die wir bei jeder pränatalen Diagnostik haben, auch bei der Fruchtwasseruntersuchung? Es ist vollkommen richtig, dass die Entscheidungssituationen, in die die Schwangeren gestürzt werden, in beiden Fällen die gleichen sind. Der besondere Unterschied besteht jedoch darin, dass die Amniozentese, gerade weil sie gefährlich ist, von vornherein einen anderen Reflexionsprozess in Gang setzt als der Bluttest. Man geht an die Entscheidung für die Amniozentese tendenziell eher vorsichtig, behutsam und abwägend heran. Und das ist auch gut so. Man befasst sich automatisch mit den möglichen Folgen dieses Eingriffs, weil man sie für die Entscheidung zwangsläufig mitbedenken *muss*. Der Praena-Test aber suggeriert, dass es solcher schwieriger Abwägungen im Vorhinein gar nicht mehr bedarf, weil es ja nur ein ungefährlicher Bluttest sei. Sollte sich der Test sukzessive als eigene »Filtermethode« etablieren, wird er zu einem gefährlichen, wobei das Gefährliche nicht am Test selbst liegt, sondern an der Beratung, die bei seinem automatischen Einsatz zu kurz kommen könnte. So weit die erste Gefahr.

Auch die zweite Gefahr, die mit dem Praena-Test einhergeht, hängt mit der Tendenz zur flächendeckenden Verbreitung zusammen, ist jedoch noch subtiler. Denn wenn der Test nach und nach zu einem selbstverständlichen Bestandteil der Pränataldiagnostik würde, hätte das enorme Auswirkungen – nicht nur auf die betroffenen Frauen, sondern auch in gesellschaftlicher Hinsicht, über die die Medizin nachzudenken bereit sein muss. Denn es sind die Ärztinnen und Ärzte, von denen es abhängen wird, ob der Praena-Test nur in Einzelfällen und bei bestehendem Risikoprofil angewendet oder ob er nach und nach zur Normalität einer jeden Schwangerschaft wird.

Zunächst könnte man sagen, dass die Marketingstrategie der Firma aufgegangen ist. Die Einführung des Tests erfolgte sehr behutsam, und das hat ihm auch die breite Akzeptanz verschafft. Behutsam, weil er zunächst nur für Schwangere mit einem erhöhten individuellen Risiko gedacht ist, die Anwendung erst nach der 12. Woche vorgesehen ist und obendrein relativ viel Geld kostet, das die gesetzlichen Krankenkassen nicht übernehmen. Dennoch werden sich diese Beschränkungen vermutlich langfristig nicht halten lassen. Denn warum sollte man – letztlich auch aus ökonomischen Interessen – die viel größere Gruppe der »Niedrigrisiko-Schwangeren« außer Acht lassen?

Die Einfachheit und leichte Handhabbarkeit – so viel kann man bereits heute sagen – könnten den Test à la longue zu einem Routineverfahren machen und seinen unbekümmerten Einsatz fördern. »Je risikoloser die Untersuchungsverfahren werden, desto größer ist die Wahrscheinlichkeit, dass sie routinemäßig eingesetzt werden«[16], so hat es der Kölner Behindertenpädagoge und Rehabilitationswissenschaftler Markus Dederich auf den Punkt gebracht. Es besteht also die Gefahr, dass sich der Praena-Test bald schon als Screening-

Methode, das heißt als ein systematisches Testverfahren im Sinne eines »Siebtests« bzw. einer »Rasterung«, etablieren könnte. Und das würde bedeuten, dass der Test unversehens als ein Instrument verstanden würde, das die Geburt von Kindern mit Down-Syndrom möglichst umfassend »verhindert«. Das in seinem klinischen Bild für die Betroffenen im Gegensatz zu anderen Behinderungen eigentlich undramatische Down-Syndrom wäre auf diese Weise die erste Form der Behinderung, die, wie Wolfram Henn kritisch formuliert, durch systematische Erkennung und Abtreibung aus der Gesellschaft verschwindet. Hier tragen gerade die Ärztinnen und Ärzte eine große Verantwortung, denn es hängt letztlich von ihrer Aufklärungsarbeit ab, ob dieser Test einen Zugewinn an Möglichkeiten oder eine Vermehrung der Probleme bedeuten wird.

Fahndung nach normabweichendem Leben?

Die genuin ärztliche Entscheidung lebt davon – und ihre Güte bemisst sich genau danach –, dass sie jeweils bezogen auf die unverwechselbare Situation der betroffenen Schwangeren eine Antwort zu geben versucht. Zentrale Aufgabe der Frauenheilkunde ist es, schwangere Frauen zu begleiten, ihnen zu helfen und mit gutem Rat zur Seite zu stehen. Der Begriff der Heilkunde zeigt schon auf, dass es der Ärztin oder dem Arzt als Repräsentant/-in eines sozialen Berufes in jeder Handlung immer um den ganzen Menschen gehen muss. Heilkunde meint eben nicht Dienstleistung, sondern zwischenmenschliche Betreuung. Die Entscheidung für eine Fruchtwasseruntersuchung ist im besten Fall das Resultat vieler Gespräche und Abwägungen, und bei all diesen geht es vor allem um die Frage: Wie kann man der Frau und dem ungeborenen Kind helfen? Eine Hilfe, die darin bestehen kann, dass man womöglich noch etwas machen kann für das Kind, wenn man herausfindet, dass es eine Krankheit hat, oder Hilfe auch und gerade für die Schwangere, damit sie sich auf das Kind einstellen, sich Gedanken über ihre eigene Belastbarkeit machen kann.

Wenn wir nun den Bluttest auf Trisomie 21 zur Routineuntersuchung werden ließen, so wäre dies keine singuläre Entscheidung bezogen auf die unverwechselbare Situation der einen konkreten Schwangeren, sondern es wäre ein Standardverfahren, das durch die Standardisierung eine Botschaft transportiert. Und diese lautet: Es ist nicht nur im Einzelfall, sondern generell gut und begrüßenswert, wenn man diesen Test macht. Doch wenn es generell gut sein soll, diesen Test zu machen, dann bringen wir damit nichts anderes zum Ausdruck, als dass es gut und richtig ist, sich vor einem Kind mit Trisomie 21 zu schützen. Der routinemäßige Einsatz des Praena-Testes ist mit der unterschwelligen Tendenz verbunden, das Leben mit Down-Syndrom als ein grundsätzlich vermeidbares »Übel« zu betrachten. Diese implizite Botschaft ist ebenso verdeckt wie gefährlich. Denn sie suggeriert, dass es der Medizin ja dann gar nicht mehr primär um Hilfe für in Bedrängnis geratene Menschen ginge, sondern einfach um eine Fahndung nach vermeintlich normabweichendem Leben.

Aber warum soll die Medizin nach »normabweichendem« Leben fahnden? Trisomie 21 ist ja keine Krankheit, die man therapieren kann. Wenn die medizinische Indikation zum Bluttest auf Trisomie 21 allein deswegen gestellt wird, weil Trisomie 21 eine genetisch bedingte Behinderung darstellt, dann ist das nichts anderes als eine subtile Form von Eugenik. Sie bedeutet, dass der Arzt oder die Ärztin im Grunde nicht mehr das ungeborene Kind in seiner ihm eigenen Individualität betrachtet, sondern einen genetischen Befund. Und das wiederum heißt, dass mit dem etwaigen zur Routine gewordenen Praena-Test die Medizin selbst zum Ausdruck brächte, dass sie das Leben mit Down-Syndrom für ein Übel hält, das man vernünftigerweise verhindern muss. Die implizite Botschaft, dass es selbstverständlich sei, nach dieser Chromosomenanomalie zu fahnden, ist fatal, weil man damit nicht weniger als ein negatives Urteil über dieses Leben fällt – und zwar als Ärztin oder Arzt!

Nun könnte man zu Recht einwenden, dass es nicht die Medizin ist, die den Test fordert, sondern die Gesellschaft, die von der Medizin letzten Endes sogar verlangt, dass sie dafür sorgen möge, dass nur gesunde Kinder auf die Welt kommen. Es wäre also eher die soziale Erwartung als die Medizin, die das Grundproblem darstellte. Hier gilt es zunächst zu bedenken, dass es einen Zusammenhang zwischen sozialer Erwartung und medizinischem Angebot gibt. Es sind die diagnostischen Angebote der Medizin und vor allem die Tendenz zur Verharmlosung dieser Angebote, die entsprechende Erwartungen an die Medizin überhaupt erst aufkommen lassen. Gerade deswegen ist es Ausdruck ärztlicher Verantwortung, schon im Vorhinein darüber nachzudenken, welche sozialen Auswirkungen bestimmte medizinische Interventionen und Diagnostiken nach sich ziehen, um durch eine sorgsame Anwendung dieser Angebote das Schlimmste zu verhindern.

All diese Überlegungen sollen verdeutlichen, in welchem gesellschaftlichen Kontext die Medizin agiert. Wir leben in einer Zeit, in der eine soziale Erwartung an die Schwangeren so wirkmächtig ist, dass die Medizin es sich zu einfach machen würde, wenn sie sich als bloßen Dienstleistungsbetrieb verstünde und schlichtweg Kundenwünsche erfüllte. Vielmehr muss die Medizin gerade heute ein Ort der Hilfe und Zuwendung bleiben. Ein Arzt ist letzten Endes jemand, der nicht nach Kundenwünschen, sondern nach Prinzipien handelt. Und das zentrale Prinzip ist hier, dass die Medizin nur zum Wohle der Schwangeren und des Kindes handeln kann. Dies kann die Medizin letztlich nur dann realisieren, wenn sie sich der Schwangeren in ihrer Ratlosigkeit und Hilfsbedürftigkeit annimmt und nicht bloß ein Leistungserbringer, sondern ein weiser Ratgeber zu sein versucht.

Der Praena-Test erfordert vom Arzt, dass er einen weisen Rat erteilt. Und diesen kann er nur nach Beschäftigung mit der Schwangeren und im tiefen Respekt vor ihrer Freiheit erteilen. Aber diese Freiheit der Schwangeren muss erst hergestellt, sie kann nicht einfach abgefragt werden. Aufgabe des Arztes ist es, der werdenden Mutter dazu zu verhelfen, dass sie eine wohlüberlegte Entscheidung trifft, die bestenfalls ein Leben lang trägt. Der Arzt darf nicht bevormunden, denn es wäre eine falsch verstandene Fürsorge, wenn er für das Kind allein Partei ergriffe und der Schwangeren von einem Test einfach abriete. Aber es ist ebenso wenig ein weiser Ratschlag, wenn der Arzt oder die Ärztin suggeriert, dass der Praena-Test selbstverständlich sei, weil er als rational oder vernünftig gilt.

Die Beratung muss vielmehr ergebnisoffen sein, was nicht bedeutet, dass man gleichgültig bleibt. Ein guter Arzt darf nicht gleichgültig bleiben, sondern muss die Not der Schwangeren als Auftrag sehen, sich persönlich zu engagieren, um gemeinsam mit der Schwangeren bzw. dem zukünftigen Elternpaar eine gute Lösung zu finden. So haben die Ärztin oder der Arzt unter anderem die Aufgabe, erst einmal zu verdeutlichen, was es überhaupt heißt, gegebenenfalls ein Kind mit Down-Syndrom zu haben. Sie sollten die Schwangere anhalten, sich ein lebensnahes und differenziertes Bild des Lebens mit dieser Behinderung zu verschaffen, indem zum Beispiel Kontakt geknüpft wird mit entsprechenden Familien oder Selbsthilfegruppen. Denn die meisten Frauen, die ein solches Kind abtreiben, haben nur rudimentäre Erfahrungen mit diesen Kindern. Sie folgen einer verinnerlichten sozialen Erwartung. Mit anderen Worten: Es wäre ein Verrat an den Schwangeren, wenn ihnen die Frauenheilkunde suggerierte, die Antwort auf ihre Not sei einfach, weil die Gesellschaft von ihnen nur eine Antwort erwarte. Sie muss den Schwangeren durch eine mitmenschliche medizinische Beratung vielmehr das Rückgrat stärken, damit sie eine Entscheidung treffen können, die ihrem eigenen Lebenskonzept entspricht.

Präimplantationsdiagnostik: Das Kind als reklamierbares Produkt?

Die zunehmenden technisch-diagnostischen Möglichkeiten bedeuten also nicht einfach eine Zunahme an Wahlfreiheit, sondern sie können auch eine Einengung bedeuten, ein vorschnelles Zumachen alternativer Wege. Das zeigt sich an der Entwicklung der Pränataldiagnostik, aber in noch eklatanterer Weise an der in den Medien so heftig diskutierten Präimplantationsdiagnostik, also an der Form von Diagnostik, die vor einer tatsächlichen Schwangerschaft Anwendung findet (vgl. auch Kapitel 3, Seite 89). Bei der Präimplantationsdiagnostik (PID) werden künstlich befruchtete Embryonen genetisch untersucht, um dann nur solche Embryonen in die Gebärmutter zu transferieren, die keine genetische Disposition für schwere Krankheiten aufweisen. Die PID eröffnet also die Möglichkeit, aus einer Mehrzahl von Embryonen einen einzelnen auszusuchen. Sie impliziert eine Auswahl – man könnte auch von einer Selektion sprechen. Es handelt sich um eine Selektionsentscheidung, bei der der Mensch darüber entscheidet, welcher Embryo leben darf und welcher nicht.

Die Debatte um die Präimplantationsdiagnostik nahm in Deutschland von folgender Patientengeschichte ihren Ausgang:

> *Ein Ehepaar stellte sich beim Gynäkologen mit folgender Vorgeschichte vor: Das Paar war fünf Jahre zuvor mit der Geburt eines Kindes mit schwerer Verlaufsform einer Mukoviszidose (einer unheilbaren Stoffwechselerkrankung) konfrontiert. Das Kind starb kurz nach der Geburt. Per Gentest konnte man damals feststellen, dass beide Eltern Träger einer Mutation im entsprechenden Gen sind. Bei einer erneuten Schwangerschaft bestünde ein Wiederholungsrisiko von 25 Prozent. Es kam zur zweiten Schwangerschaft. Das Paar wollte einen erneuten Todesfall nach der Geburt vermeiden und ließ eine Pränataldiagnostik mit Amniozentese vornehmen. Der Befund war positiv; das Paar entschied sich für einen Schwangerschaftsabbruch. Es kam zu einer dritten Schwangerschaft. Erneute Amniozentese, erneut positiver Befund, erneuter Schwangerschaftsabbruch. Das Paar wandte sich an den Gynäkologen mit der Frage, ob man nicht mittels einer Präimplantationsdiagnostik helfen könne.*

Der beschriebene Lübecker Fall veranschaulicht auf eindringliche Weise, wie die Medizin mit der Erweiterung ihrer genetischen Untersuchungsmöglichkeiten nicht nur alte Probleme »löst«, sondern zugleich neue Probleme schafft und neue Fragen aufwirft. Darf an einem Embryo ein Gentest vorgenommen werden, sozusagen als vorgeschaltete Pränataldiagnostik? Oder anders gefragt: Solange man im Mutterleib alles untersuchen darf und Leben nach der Pränataldiagnostik ablehnen und abtreiben kann, wie kann man gleichzeitig Einwände gegen die Präimplantationsdiagnostik erheben?

Das Grundproblem der Präimplantationsdiagnostik liegt darin, dass de facto ein Embryo zwar gezeugt, aber erst unter der Bedingung, dass er nicht Träger eines bestimmten Gendefekts ist, am Leben erhalten wird. Der Embryo wird also unter Vorbehalt gezeugt und seine Annahme nicht von seiner Existenz, sondern von der genetischen Qualitätsprüfung abhängig gemacht. Der Embryo darf nur leben, wenn er eine Prüfung besteht. Das Problematische dieser Handlung liegt nicht allein darin begründet, dass das Lebensrecht des Embryos in Frage gestellt wird, sondern darüber hinaus auch darin, dass menschliches Leben in diesem Fall auf Probe gezeugt und hinsichtlich seiner genetischen Ausstattung nicht bedingungslos angenommen wird. Schon durch die pränatale Gendiagnostik hat sich ein Umgang mit dem vorgeburtlichen Leben etabliert, durch den das genetische Sosein des vorgeburtlichen Lebens nicht mehr als gegeben, sondern als kontrollierbares und zu kontrollierender Gegenstand menschlicher Entscheidungen betrachtet wird. Die zunehmenden diagnostischen Möglichkeiten haben das ungeborene Kind immer mehr in die Logik einer »Qualitätskontrolle« eingespannt. Immer häufiger, so haben wir gesehen, muss das ungeborene Kind Prüfungen bestehen, bevor man sich definitiv für es und somit für sein Leben entscheidet. Die PID kann tatsächlich als Fortsetzung dieses Denkens betrachtet werden, allerdings in einer ganz neuen Dimension, weil die Selektion der »wünschenswerten« Embryonen im Vorhinein systematisch einkalkuliert wird und nicht auf Notlagen beschränkt bleibt.

Im Zuge einer solchen Denkweise verändert sich unsere Einstellung zu den ungeborenen Kindern und damit zugleich unsere

Einstellung zu uns selbst. Kinder werden immer mehr als Produkte begriffen, die man bestellt, nach Qualitätskriterien abklopft und wieder abbestellt, wenn sie nicht gefallen. Verloren geht das Gefühl der Dankbarkeit für das entstandene und verborgene Kind. Sie wird ersetzt durch die Angst, die Angst der nicht ausreichenden Kontrolle. Das Kind wird somit zum Resultat der je eigenen Überprüfungskriterien, zu einem Produkt, das man nur annimmt, wenn es den vorgegebenen Ansprüchen und Qualitätsstandards auch genügt. Nichts anderes geschieht bei der Präimplantationsdiagnostik. Hier werden Embryonen nur auf Probe gezeugt, und erst die Qualitätsprüfung in Form des Gentests entscheidet darüber, ob man das Produkt annimmt oder bei mangelnder Qualität eben zurückgibt.

Zunächst erscheint es als eine Zunahme an Freiheit, wählen zu können, anstatt ein nicht gewähltes Schicksal akzeptieren zu müssen. Doch wenn man genauer hinsieht, zeigt sich, dass die Zunahme an Wahlfreiheit zugleich eine Zunahme an Unfreiheit bedeutet – das Wählenkönnen wird dann zunehmend zum Wählenmüssen. Und mit jedem Wählenmüssen kommt es zugleich zu einer Zunahme an Fehlbarkeit, zu einer Zunahme an drohender Tragik. Die Etablierung der Präimplantationsdiagnostik führt dann gerade nicht dazu, dass jeder sich frei entscheiden kann, ob er diese Diagnostik will oder nicht. Es entsteht vielmehr ein impliziter sozialer Druck, dass diese Untersuchungsmöglichkeiten auch tatsächlich in Anspruch genommen werden. Und noch etwas kommt hinzu: Mit den Entscheidungsmöglichkeiten wird dem bzw. der Einzelnen eine enorme Verantwortung aufgebürdet – eine Verantwortung dafür, dass *dieses* nicht gewollte Kind ausgesondert wird, eine Verantwortung dafür, dass nun *jenes* Kind ist und nicht ein anderes. Mehr noch: Technische Errungenschaften werden immer als neue Freiheiten gepriesen und vermarktet, aber es wird versäumt zu erkennen, dass dies Freiheiten sind, die auf Kosten eines anderen erobert wurden. Echte Freiheit kann nur eine sein, die mit dem anderen und nicht auf Kosten eines anderen Menschen erworben wird.

Am Ende wird sogar die Freiheit derer in Mitleidenschaft gezogen, die die Selektion im Reagenzglas oder im Mutterleib überlebt haben. Denn die für das Überleben ausgesuchten Embryonen werden später in dem Bewusstsein leben müssen, dass sie gezeugt, aber zunächst nicht angenommen wurden. Ein ungünstiger Genbefund hätte ihren Tod bedeutet. Der nicht verworfene Embryo wird später wissen, dass er lebt, aber nicht etwa weil er einzigartig ist, sondern weil er eine Prüfung bestanden hat. Die Vorstellung, dass seine Eltern sich ein Leben mit ihm als einem behinderten Kind nicht zumuten wollten, wäre eine Hypothek, weil der Gedanke aufkommen könnte, seinen Eltern irgendwann möglicherweise nicht mehr zu genügen, etwa dann, wenn er krank werden sollte. Hierin zeigt sich, was der Preis der Aufgabe einer bedingungslosen Annahme eines jeden Lebens wäre. Es zeigt sich, wie sehr der Mensch darauf angewiesen ist, im Bewusstsein zu leben, dass sein Leben etwas Gegebenes ist und nicht etwas Ausgewähltes.

Solange eine Praxis akzeptiert wird, in der das Leben im Mutterleib zur Disposition der werdenden Eltern steht, erscheint es unplausibel und gegen alle Intuition, wenn man nun im Umgang mit dem *in vitro* gezeugten Embryo hohe Hürden aufbaut. In Gynäkologenkreisen hat sich der zynische Satz eingebürgert: »Der Embryo wird so lange im Reagenzglas geschützt, bis er im Mutterleib abgetrieben werden kann.« Dieser Satz hat etwas Wahres, wenn man allein die Praxis betrachtet. Daher gab es nur zwei Möglichkeiten: Entweder man ließ angesichts der geltenden Praxis die Präimplantationsdiagnostik gesetzlich zu. Dann hätte man aber auch begründen müssen, warum der Embryo als eine Sache verwendet werden darf, warum dieser sein Lebensrecht erst über den guten Willen der Eltern erhalten soll und warum das totale Verfügen über vorgeburtliches Leben unproblematisch sein soll. Oder man setzte politische Signale, die verdeutlichen, dass weder eine routinemäßige Selektion von Menschen im Mutterleib noch eine Verfügungsfreiheit über das vorgeburtliche Leben in Form einer Schwangerschaft auf Probe im Sinne des Gesetzes seien.

Am 7. Juli 2011 hat der Deutsche Bundestag mit deutlicher Mehrheit beschlossen, die Präimplantationsdiagnostik zwar im Grundsatz verboten sein zu lassen, sie aber in Ausnahmefällen für zulässig zu erklären. Diese Ausnahmefälle sind dann gegeben, wenn eine hohe Wahrscheinlichkeit für eine schwerwiegende Erbkrankheit besteht oder die Gefahr gegeben ist, dass die Schwangerschaft mit einer Fehl- oder Totgeburt endet. Voraussetzungen für die Präimplantationsdiagnostik sind eine vorherige Beratung und die Zustimmung einer Ethikkommission.

Die Problematik der Präimplantationsdiagnostik besteht also nach meiner Auffassung darin, dass Embryonen auf Probe gezeugt und einer Qualitätsprüfung unterzogen werden, bevor man sich für sie entscheidet. Damit gibt man zu verstehen, dass man nicht jedes Leben bedingungslos annimmt, sondern nur das Leben, das bestimmte, von uns gewählte Kriterien erfüllt. Ethisch gesehen stellt sich natürlich die Frage, ob man sich von der bedingungslosen Annahme eines jeden Lebens nicht vor der PID bereits durch die Handhabung der Pränataldiagnostik verabschiedet hat. Selbst wenn sich sagen ließe, dass die Praxis der Pränataldiagnostik genau ein solches Denken bereits zum Ausdruck bringt, müsste man darüber nachdenken, ob man eine solche Praxis für gut befinden möchte. In jedem Fall zeigt sich eine Tendenz dazu, das ungeborene Leben immer weiter einer systematischen Kontrolle zu unterwerfen. Und alle genannten technischen »Errungenschaften« gehen genau in diese Richtung. Sie werden zunächst als Zunahme an Freiheiten gepriesen, führen aber implizit zu einer immer wirkmächtigeren sozialen Erwartung, diese neuen Möglichkeiten auch tatsächlich in Anspruch zu nehmen.

Es genügt heute nicht mehr, sich einfach daran zu erfreuen, ein Kind zu haben, weil man nicht irgendein Kind, sondern unbedingt ein erfolgreiches Kind haben muss, ein Kind, das ausreichend darauf getrimmt ist, in der Wettbewerbsgesellschaft zu bestehen. Den Eltern wird implizit die Verantwortung dafür aufgebürdet. Doch eigentlich bürden sie sich diese selbst auf, wenn sie der Überzeugung sind, dass sie es selbst in der Hand haben, ob das Kind glücklich wird oder nicht. Und glücklich kann es nur sein, wenn es den »Kampf« gegen die anderen gewinnt. In unserer Zeit setzen sich Eltern unter enormen Druck und geben diesen natürlich auch an ihre Kinder weiter. Das Dramatische daran ist, dass dieser Druck bereits lange vor der Geburt ausgeübt wird.

Es reicht anscheinend nicht mehr aus, sich erst Jahre nach der Geburt um Fördermöglichkeiten für das Kind zu bemühen. Die Förderverantwortung beginnt bereits mit der kindlichen Existenz im Mutterleib, ja sogar schon im Reagenzglas. Wie selbstverständlich formt man das Kind schon vor seiner Geburt zu einem Sieger. Alles, was dem Siegersein im Wege stehen könnte, wird sogleich ausgeräumt, und sei es auf Kosten des Lebens des ungeborenen Menschen selbst. Eine Gynäkologin drückt das so aus:

> *»Haben wir nicht tatsächlich inzwischen eine ›Allianz zur Selektion‹, nie so ausgesprochen, das Wort ist zu sehr negativ besetzt, aber gesellschaftlich toleriert und von den Ärzten und Ärztinnen umgesetzt?«*[17]

Das mag vielleicht etwas überspitzt klingen, aber ich bin davon überzeugt, dass wir dieses Credo in vielen Bereichen bereits unmerklich verinnerlicht haben. Vielleicht wollen wir uns dies auch nicht wirklich eingestehen, weil es unbequem erscheint. Aber es ist wichtig, sich darüber Gedanken zu machen, weil unsere Zeit tatsächlich so viele Freiheiten und Möglichkeiten gewährt, sofern man diese in einer besonnenen und wirklich authentischen Weise zu nutzen weiß.

Grauzone zwischen Aufforderung und Tabu: die Abtreibung

Wenn wir über die ethischen Grenzen der Pränataldiagnostik und der Präimplantationsdiagnostik sprechen, kommen wir nicht umhin, uns näher mit der Abtreibung zu beschäftigen. Denn die Verselbstständigung der Abtreibung bildet nicht zuletzt den Hintergrund, vor dem sich eine solche Praxis der Pränataldiagnostik entwickeln konnte, wie wir sie beschrieben haben. Hinter der Ausweitung der vorgeburtlichen Untersuchungen steckt letzten Endes die Vorstellung, dass man ja immer noch abtreiben könne. Ohne die Abtreibung als salonfähig gemachte Methode hätte die Pränataldiagnostik mit all ihren verunsichernden Konsequenzen diese Ausweitung sicher nicht erfahren.

In den 1970er Jahren galt es als Meilenstein der Humanität, dass man die Abtreibung rechtlich straffrei stellte und auch eine legale Abtreibung ermöglichte, wenn die Gesundheit der Frau gefährdet war. Jahrzehnte später erahnen wir, dass mit der rechtlichen Liberalisierung die schweren Probleme der Abtreibung keineswegs gelöst sind. Der Tenor der Siebzigerjahre war, dass es ein Freiheitsrecht der Frau sei, selbst über die Abtreibung zu entscheiden. Damals konnte man wohl kaum vorhersehen, dass diese rechtliche Ermöglichung nicht jeder Frau tatsächlich die Freiheit geben würde, selbst zu entscheiden. Monika Hey bringt dies auf den Punkt, wenn sie betont: »Wir stehen als schwangere Frauen einem gut organisierten medizinischen System gegenüber, über das wir zu wenig wissen. Die Schwangerschaft ist der ungünstigste Zeitpunkt, um sich über Fragen der Pränataldiagnostik Gedanken zu machen. Frauen müssen schon vorher besser informiert sein, um sich vor dem schützen zu können, was mit der Pränataldiagnostik an sie herangetragen wird. Sie sollten tun können, was sie wollen, und nicht, was sie wollen sollen.«[18]

Heute gilt die Abtreibung als möglich, das heißt zugleich, dass man keine unerwünschten Kinder bekommen muss. Und wenn man sie trotzdem bekommt, dann ist man sozusagen selbst schuld, weil man sich ja auch »ganz leicht« für die Abtreibung hätte entscheiden können. Das trifft vor allem auf den Umgang mit Kindern mit Behinderungen zu. Wer heute ein Kind mit Behinderungen hat, muss sich fragen lassen, warum die Frau denn nicht abgetrieben hat, zumal es doch so leicht möglich ist. Das gilt aber auch mit Hinsicht auf die Anzahl der Kinder, den Zeitpunkt der Geburt und so weiter. Wer heute viele Kinder hat oder diese zu einem »falschen« Zeitpunkt bekommt, ist selbst schuld, weil man ja leichter Hand auch hätte abtreiben können. Dem »projektgebundenen Kind«, wie es der Soziologe Luc Boltanski nennt, wird der Zutritt zum Leben verwehrt, wenn es das »elterliche Projekt« im Rahmen einer »projektbasierten Gesellschaft« verlangt.[19]

Die Option zur Abtreibung wird unserer Tage so verstanden, dass man den Zeitpunkt der Geburt, die Anzahl und den Gesundheitszustand der Kinder selbst bestimmen kann. Darüber hinaus hat die Liberalisierung der Abtreibung aber auch dazu geführt, dass gerade das soziale Umfeld der Schwangeren, in erster Linie jedoch der Partner, großen Einfluss auf die Frau ausübt. So gaben in einer Studie 39 Prozent der befragten Frauen an, dass die Entscheidung zur Abtreibung vor allem auf Druck der Umgebung erfolgt sei.[20] Viele Frauen haben kaum die Möglichkeit, sich in ihrem Zustand, zumal in sozial prekären Situationen, gegen diesen Druck des Partners zu stemmen. Oft geben sie nach und fast genauso oft zerbrechen die Beziehungen daran oder kühlen zumindest ab.

Die Ermöglichung der Abtreibung wurde hart erkämpft. Aber mit der Freiheit, abzutreiben, ist die Schwangere auch der Erwartung von außen ausgeliefert, doch lieber abzutreiben, als ein Kind zu bekommen, das sich der Partner oder das Umfeld im Allgemeinen gerade nicht wünschen. Bei aller Euphorie über die Liberalisierung der Abtreibung hat man – und darauf verweisen jetzt, viele Jahre später, zahlreiche Erfahrungsberichte und Studien gerade von Frauen – die Schwangeren und werdenden Mütter selbst in ihrer psychischen Verfassung radikal außen vor gelassen.

Seelische Folgen der Abtreibung werden tabuisiert

Viele Studien belegen, dass viele Frauen, die eine Abtreibung vornehmen ließen, später mit psychischen Problemen kämpfen. Sie trauern um ihre getöteten Kinder und sie hadern mit ihrem Schicksal. Die seelischen Spätfolgen einer Abtreibung beschreibt die klinische Psychologin Maria Simon wie folgt: »Reue- und Schuldgefühle, Selbstvorwürfe, Stimmungsschwankungen und Depressionen, unmotiviertes Weinen, Angstzustände und schreckhafte Träume.«[21] Viele Partnerschaften zerbrechen daran und viele Frauen machen im Nachhinein ihre Ärztinnen und Ärzte mit dafür verantwortlich. Teils tun sie das, weil sie ihre eigene Verantwortung verdrängen, teils aber auch, weil sie sich von diesen zu Recht verraten fühlen. Sie hadern damit, dass der Arzt oder die Ärztin sie nicht vorher auf die seelischen Folgewirkungen der Abtreibung hingewiesen haben, und sie hadern vor allem damit, dass sie zu schnell dem Rat nachgegeben haben, abzutreiben. Eine betroffene Frau schildert das so: »Die Ärzte haben über meinen Kopf hinweg entschieden. Sie haben mich geängstigt, das Kind könne geschädigt sein. Wäre ich nochmals in der gleichen Situation von damals, ich würde austragen, auch wenn mein Kind geschädigt wäre. Es ist mein Fleisch und Blut, ich würde es lieben.«[22] Eine andere Frau berichtet: »Der Arzt sagte mir, […] der Embryo könne möglicherweise geschädigt sein. Ich weiß nicht, ob das stimmte. Aus Angst vor der Behinderung des Kindes, die man mir quasi suggerierte, ließ ich die Schwangerschaft abbrechen. Ich hätte liebend gern das Kind bekommen.«[23]

Es muss nachdenklich stimmen, dass, wie Studien belegen, 42 Prozent der befragten Frauen, die eine Abtreibung hinter sich haben, später ihre Entscheidung in Frage stellen und sich oft mit dem vergeblichen Wunsch plagen, die Abtreibung rückgängig zu machen.[24] Andere Studien belegen einen ähnlich hohen Prozentsatz späterer Depressionen, die vor allem bei Frauen auftreten, die in jungen Jahren abgetrieben haben.[25] Sicher muss man bei der Interpretation solcher Zahlen und bei der Herstellung einfacher Kausalitäten immer sehr vorsichtig sein. Auch muss bedacht werden, dass das Ausmaß der seelischen Folgen immer auch davon abhängt, welche soziale Unterstützung die Frauen erfahren, wie sie betreut und auf die Abtreibung vorbereitet werden. Trotzdem machen diese Befunde, in welchem Ausmaß auch immer, deutlich, dass die Abtreibung keineswegs spurlos für das psychische Empfinden der Frauen bleibt. Dass diese Thematik dennoch weitgehend unbeachtet bleibt, liegt nicht zuletzt daran, dass viele betroffene Frauen es nicht wagen, offen darüber zu sprechen. Das wiederum hat seinen Grund darin, dass die Abtreibung, obwohl erwartet, zugleich tabuisiert wird. Sie gilt als eine ganz persönliche und allein zu verantwortende Entscheidung, und entsprechend gering ist die Bereitschaft, etwa von Angehörigen, Freunden oder Kollegen, sich Klagen über negative Folgen der Abtreibung anzuhören. Die Verantwortung für die Abtreibung und ihre Folgen delegiert die Gesellschaft an die einzelne Frau, die mit ihrem Hadern und ihren Schuldgefühlen allein zurechtkommen muss. Das ist die Kehrseite der Liberalisierung.

Die Auffassung, es liege doch alles in der Freiheit der Frau, verdeckt, dass den Schwangeren hier ungelöste ethische und gesellschaftliche Problemstellungen im Zusammenhang mit modernen Technologien aufgebürdet werden.

Immer offensichtlicher wird aber auch, dass die Entscheidung der Frau für die Abtreibung oft gar nicht so klar ist, wie viele Menschen glauben. Zahlreiche Studien deuten darauf hin, dass viele Schwangere zunächst verunsichert und in Not sind. Sie suchen nach Menschen, die ihnen helfen, sie stützen. Fatalerweise geraten diese Frauen an eine Medizin, die leider viel zu selten von der Motivation zur Hilfe bestimmt ist, sondern allzu oft die Abtreibung als die beste Lösung empfiehlt. Viele Frauen berichten, wie schnell sie gerade von ihren Ärzten auf den Gedanken der Abtreibung gebracht wurden und wie oft Ärzte hier nicht die weisen Ratgeber, sondern die Antreiber sind.[26]

Das ist sehr befremdlich und nur zu verstehen, wenn man sich klarmacht, dass in der heutigen Medizin tendenziell jede Normabweichung als Katastrophe betrachtet wird und dass Ärzte in ihrer beruflichen Sozialisation lernen, sich vor der Normabweichung zu fürchten und diese mit allen Mitteln zu bekämpfen. Sie sehen Normbefunde, aber erkennen den Menschen dahinter nicht. Vor allem haben gerade die Frauenärztinnen und -ärzte Angst davor, dass die Frau, die sie heute beraten sollen, sie schon morgen vor Gericht belangen könnte. Viel zu oft hat es gerichtliche Verfahren gegeben, an deren Ende Ärzte auf Schadensersatz verklagt worden sind, weil die Frauen ihnen anlasteten, sie nicht hinlänglich auf die Schwere der drohenden Behinderung oder auf die weiteren diagnostischen Möglichkeiten hingewiesen zu haben. Diese klagenden Frauen hätten sonst, so ihre Argumentation, selbstverständlich abgetrieben. Die Selbstverständlichkeit der Abtreibung hat etwas Menschenverachtendes, aber sie kann als Waffe gegen den Arzt verwendet werden. Und so argumentieren viele: Da der Arzt ihnen nicht alle möglichen diagnostischen Methoden angeboten habe, hätten sie jetzt ein Kind, das sie lieber getötet hätten. Viele Ärzte müssen also heute Schadensersatz zahlen, nicht etwa dafür, dass Kinder durch sie verletzt oder getötet wurden, sondern dafür, dass bestimmte Kinder, von denen ihre Eltern heute sagen, sie hätten sie in jedem Fall getötet, durch das fehlerhafte Verhalten der Ärzte noch am Leben sind. Das Nicht-Aufklären ist auch tatsächlich ein Fehler.

Aber vor diesem Hintergrund haben viele Gynäkologen Angst vor ihren Patientinnen, weil sie ihnen in einem solchen Rechtssystem geradezu ausgeliefert sind. Die Folge davon ist, dass viele Ärzte – wenn auch zum Glück nicht alle – sowohl das Wohl der Schwangeren als auch das der ungeborenen Kinder missachten, indem sie »aggravieren«, das heißt, die normabweichenden oder einfach nur unklaren Befunde schlimmer und dramatischer darstellen, als sie tatsächlich sind, um späterhin bloß nicht belangt zu werden. Und sie raten häufig selbst bei der kleinsten Unsicherheit zur Abtreibung, weil das tote Kind die beste Gewähr dafür ist, nicht angezeigt zu werden. Ein Arzt wird nicht belangt, wenn er eine Frau dazu überredet, ihr möglicherweise von der Norm abweichendes Kind im Mutterleib zu töten, aber er wird schwer bestraft, wenn er bei der Aufklärung der Schwangeren bestimmte Informationen fahrlässigerweise vergisst. In dieser Situation der Umwertung des Werts eines Lebens befindet sich die moderne Medizin. Und so kann es nicht erstaunen, dass viele Frauen ihre Ärzte nicht als weise Ratgeber wahrnehmen, sondern als interessegeleitete Strategen auf Kosten des Lebens Ungeborener – und auf Kosten der Psyche vieler Frauen, die noch viele Jahre nach der Abtreibung mit dieser Entscheidung zu hadern haben.

Dem Erleiden Raum geben

Wir leben in einer Welt, die so viele individuelle Freiheiten einräumt wie nie zuvor. Keine Konventionen, keine strengen Sittengesetze und auch keine Bindungen an religiöse Vorgaben scheinen mehr zu gelten. Der moderne Mensch scheint machen zu können, was er will. Und die Politik unterstützt ihn sogar dabei. Gleichzeitig aber ist der Mensch ein Gefangener sehr subtiler sozialer Ansprüche an ihn selbst. Es wird gar nicht mehr konkret ausgesprochen, dass »die« Gesellschaft heute vom Einzelnen mehr erwartet als je zuvor, nämlich nicht weniger als seinen Erfolg. Und dieser bemisst sich nach den Kriterien einer Wettbewerbsgesellschaft, die fast ausschließlich ökonomische Werte kennt: Leistungs- und Produktionsfähigkeit, Effizienz, Nützlichkeit und Zweckmäßigkeit. Der Einzelne muss erst unter Beweis stellen, dass er zweckmäßig und nützlich ist, um als wertvoller Mensch anerkannt zu werden. Er ist nicht nur verurteilt, er selbst zu sein oder etwas aus sich zu machen, wie der französische Existenzialist Jean-Paul Sartre (1905–1980) es formulierte, sondern auch dazu verurteilt, Gewinner zu sein, Gewinner im Wettbewerb um das gelungenste Leben (vgl. auch Kapitel 3, Seite 81).

Kinder mit Behinderungen widersprechen diesem Postulat des Gelingens. Und wenn man es nicht geschafft hat, sie zu »verhindern«, dann gehört man zu den Verlierern. Mir scheint jedoch, die echten Verlierer sind diejenigen Menschen, die sich gegen dieses Erfolgspostulat nicht zur Wehr setzen und dem Konformitätsdruck nicht standhalten können. Die schwachen Menschen, die sich contre cœur beugen, weil sie denken, keine andere Wahl zu haben, als sich dem Raum des Erleidens durch ein vermeintliches Ungeschehenmachen vordergründig zu entziehen, um doch (wie die entsprechenden Studien zeigen) von hinten umso nachdrücklicher davon eingeholt zu werden.

Ein Beispiel für die Kraft, mit der kritische Situationen bewältigt werden können, wenn man sie nur annimmt und im buchstäblichen Sinne »austrägt«, findet man in dem autobiografischen Dokumentarfilm *Mein kleines Kind*, in dem die Hebamme und Filmemacherin Katja Baumgarten ihre Schwangerschaft mit einem schwerstbehinderten Kind bis zu dessen Geburt und Tod aufgezeichnet hat (www.meinkleineskind.de). Nach dem Befund eines komplexen Fehlbildungssyndroms bei ihrem ungeborenen Sohn und dessen wahrscheinlichem Tod während der Schwangerschaft oder kurz nach der Geburt hatte sie sich gegen eine Abtreibung und für das Austragen des Kindes entschieden. Sie brachte das Kind im engsten Freundes- und Familienkreis zur Welt, wo es wenige Stunden später friedlich in ihren Armen sterben durfte. In einem Interview spricht Katja Baumgarten von der »Außerordentlichkeit« dieser Zeit: »Das war, so kurz es war, für uns eine sehr große Zeit. […] Die Zeit der Schwangerschaft, wo ich wusste, er wird kurz leben, habe ich trotzdem noch versucht, ihm das Schönste vom Leben zu zeigen. Und dann auch diese dreieinhalb Stunden – das war eine sehr besondere Zeit. […] Jeder hat ihn begrüßt. […] Auch als er gestorben ist, waren alle beisammen. Das war eigentlich ein sehr tiefes und schönes Erlebnis.«[27] Vom Trost, der im Erleidendürfen liegen kann, schreibt auch Monika Hey in ihrem Buch, wo sie eine namenlos bleibende Humangenetikerin mit den Worten zitiert:

»Ich glaube, dass es letztlich tröstlicher ist, ein Kind nach der Geburt in den Armen zu halten und beim Sterben zu begleiten, als es mit Gewalt am Leben und Sterben zu hindern – indem man es vorzeitig herausholt. Es gibt Dinge, die kann man nicht machen, sondern nur geschehen lassen und – aktiv – erleiden. Das bedeutet aber auch, dem Geschehen und Erleiden Raum zu geben, also das anzunehmen, was kommt und was man nicht in der Hand hat. Und dann gibt es in diesem Erleiden auch tröstliche Momente, etwas zu tun. Das Schwere und Unabwendbare anzunehmen, der Trauer Raum zu geben, es irgendwie gut zu leben, es irgendwie gut hinzukriegen in gegenseitiger Anteilnahme und Unterstützung.«[28]

Zeichen setzen

Mit dem, was ich oben das »Gelingenspostulat« nannte, schleicht sich immer mehr ein Bewusstsein ein, nach dem die Abtreibung zur technischen Normalität wird, deren seelisches und moralisches Konfliktpotenzial einfach in die Privatsphäre verbannt wird. Wenn es aber um das Leben eines Dritten geht, kann man eben nicht mehr von Privatsphäre sprechen, denn dann wird es zu einer sozialen, zu einer gesellschaftlichen Sphäre. Die Abtreibung verweist auf die Frage, wie wir als Gesellschaft mit dem Leben, das sich nicht selbst wehren kann, umgehen wollen. Sie verweist darauf, wie wir es schaffen können, das Prinzip der Mitmenschlichkeit als grundlegendes Prinzip allen Handelns zur Geltung zu bringen. Und sie wirft die Frage auf, ob die Mitmenschlichkeit sich nicht gerade im Umgang mit den schwächsten Gliedern der Gesellschaft zu bewähren hat.

Die Sensibilität für die Bedürfnisse von Menschen mit Behinderungen ist heute durchaus größer als noch vor dreißig Jahren. Das macht hoffnungsfroh. Es hat sich sozial etwas geändert in unserer Welt. Der größte Stolperstein für das ungeborene Leben ist nicht die Mutter, die ihr Kind »am liebsten« töten möchte. Das entspricht nicht der Realität. Der größte Stolperstein ist vielmehr die in vielen Schwangeren internalisierte soziale Erwartung, bloß kein Kind mit Behinderungen zu gebären. Das ist das eigentliche Problem in unserer Gesellschaft. Das gegenwärtige soziale Klima ist doppelgesichtig. Einerseits fordert es explizit eine stärkere Inklusion von Menschen mit Behinderungen. Andererseits fördert es aber implizit eine Atmosphäre, in der sich schwangere Frauen immer weniger trauen, Ja zu ihrem Kind zu sagen, wenn eine Behinderung diagnostizierbar erscheint, was nichts anderes darstellt als eine Exklusion vor der Geburt.

Nun könnte man denken, die Behindertenfreundlichkeit sei nur eine Fassade, um den Kern der eigentlich eugenischen Grundeinstellung unserer modernen Leistungswelt zu kaschieren. Das entspricht jedoch nicht der Realität. Dazu sind die Signale so vieler Menschen, die ihr ganzes Leben in den Dienst des Wohles von Menschen mit Behinderungen stellen, viel zu authentisch und verheißend. Es ist anzunehmen, dass es zahlreiche Frauen gibt, die weder zur einen noch zur anderen ausgeprägten Seite gehören, sondern die einfach unsicher sind, einfach nicht genau wissen, was sie tun sollen, die zaudern, hadern, zweifeln, manchmal auch verzweifeln.

Diese Frauen verdienen eine breite gesellschaftliche Unterstützung. Viele betroffene Paare suchen händeringend nach gesellschaftlichen Signalen, nach Zeichen aus der Mitte der Gesellschaft, die ihnen mitteilen, dass sie sich solidarisch erklärt mit ihrer Not. Diese Frauen und Familien brauchen finanzielle Unterstützung, wenn sie ein Kind mit Behinderung auf die Welt bringen, damit sie wissen, dass sie auch mit einem behinderten Kind unter guten Bedingungen leben können. Vor allem aber brauchen sie moralische Unterstützung. Sie brauchen ein Klima, in dem man gerade ihnen die höchste moralische Anerkennung zollt und die Humanität honoriert, die hinter der Einstellung steht, Ja zu jedem Leben zu sagen. Viele Paare würden sich zu einem Kind mit Behinderungen bekennen, wenn sie wüssten, dass morgen keiner kommt und sie wegen eines vermeintlich verantwortungslosen Verhaltens anprangert.

Was die Bevölkerung über Paare denkt, die sich bewusst für ein behindertes Kind entscheiden – weil sie jedes Kind als ein Geschenk und nicht als ein »Produkt« betrachten –, hängt nicht zuletzt von den politischen Signalen ab. Wenn die Politik so tut, als wäre es fortschrittlich, sich die Kinder auszusuchen, fördert sie damit die weitere Ausmusterung ungeborenen Lebens. Wenn sie aber jenseits von Lippenbekenntnissen den Frauen und Paaren Mut macht, dann ermöglicht sie es den Paaren, eine Entscheidung zu treffen, zu der sie ein Leben lang ohne Hadern stehen können.

Kapitel 3: Schöner, besser, leistungsfähiger?

Ein neuer Begriff ist aufgetaucht in den ethischen Debatten: Human Enhancement, die Verbesserung des Menschen. Sie umfasst sowohl Bestrebungen, die Körperform des Menschen nach Belieben zu modellieren, als auch Ansätze, kognitive Leistungen wie die Konzentration oder das Gedächtnis zu optimieren oder der seelischen Stimmung durch entsprechende Präparate auf die Sprünge zu helfen. Was ist davon zu halten? Das Kapitel befasst sich kritisch mit dem unsere Zeit beherrschenden »Imperativ des Gelingens« und wendet ihn auf die eigentlichen Fragen zurück: In welcher Gesellschaft wollen wir leben? Wie viel wollen wir uns selbst und den anderen zumuten? Wie können wir ein gutes Leben führen?

Warum wollen wir alles optimieren?

»Der Mensch ist nichts anderes als das, wozu er sich macht«, hat der französische Philosoph des Existenzialismus Jean-Paul Sartre (1905–1980) einmal gesagt. Damit hat Sartre ein Lebensgefühl und einen Trend beschrieben, der sich gerade in den letzten Jahren deutlich verstärkt. Biomedizin und Biotechnik stellen immer wirkungsmächtigere Möglichkeiten bereit, in den menschlichen Organismus einzugreifen und ihn nach eigenem Ermessen zu gestalten. Die Pharmaindustrie stellt eine wachsende Palette von leistungssteigernden Medikamenten zur Verfügung. Immer mehr gesunde Menschen bedienen sich verschiedener Psycho- und Neuropharmaka, um ihr Leistungspotenzial zu verbessern, um sich im weitesten Sinne »aufzuputschen« oder depressive Verstimmungen und Ängste aufzuhellen. Nach dem Gesundheitsreport der DAK aus dem Jahr 2009 gehen immerhin 40 Prozent der Befragten davon aus, dass Medikamente gegen alters- und krankheitsbedingte Gedächtnisstörungen oder

Depressionen auch bei Gesunden wirken können. Jeder Zwanzigste bestätigt, sich ohne medizinische Notwendigkeit schon einmal solcher Präparate bedient zu haben.[29] Einer aktuellen Studie von Mainzer Wissenschaftlern und Medizinern zufolge nutzt gar jeder fünfte Student künstliche Mittel zur Leistungssteigerung.[30] Was passiert da?

Welche Mittel gibt es und welche Wirkungen entfalten sie bei gesunden Menschen?

***Antidementiva** regen den Hirnstoffwechsel an und wirken einem Abbau geistiger Leistungen entgegen. **Psychopharmaka** werden gegen chronische Müdigkeit, Ängste oder Depression bzw. zur Antriebssteigerung eingesetzt. **Amphetamine** wirken gegen Unruhe und Nervosität.*

Eine signifikante Wirksamkeit von Medikamenten mit Doping-Potenzial auf Leistung und Stimmung bei Gesunden konnte bislang nicht nachgewiesen werden. »Das wachsende öffentliche Interesse an Neuroenhancement«, so Forscher an der Berliner Charité um Dimitris Repantis, »steht in bemerkenswertem Gegensatz zu dem Mangel an Belegen für Enhancement-Wirkungen verfügbarer psychopharmakologischer Wirkstoffe.«[31] In persönlichen Erfahrungsberichten ist dagegen von einer großen subjektiven Wirkung die Rede, allerdings auch von drastischen psychischen Nebenwirkungen und einem hohen Suchtpotenzial.[32]

Wir können die gegenwärtigen Tendenzen zur Perfektionierung meines Erachtens nur verstehen, wenn wir sie in einen größeren Kontext der modernen gesellschaftlichen Entwicklung stellen, wenn wir sie als Ausdruck eines Verdikts des Gelingens begreifen (siehe Kapitel 2, Seite 48), unter dem das moderne Leben steht.

Der Imperativ des Gelingens

Der moderne Mensch ist in seine Freiheit entlassen. Wir müssen uns heute keinen bestimmten Konventionen (mehr) unterwerfen, sondern können uns unsere persönliche Wert- und Zielorientierung scheinbar frei aussuchen. Eine allen Menschen gemeinsame Orientierung scheint unmöglich geworden zu sein, sodass als einzig Verbindendes nur noch die Freiheit bleibt, ganz nach eigenem Belieben zu entscheiden. Der Mensch ist auf sich selbst zurückgeworfen, es liegt an ihm, was er aus seinem Leben macht. Mit dieser neu gewonnenen Freiheit, darüber entscheiden zu können, »was« aus dem Leben zu »machen« sei, nimmt nicht nur die persönliche Verantwortung für das Ergebnis dieser Entscheidung zu. Mit ihr rückt zugleich das Leben als etwas in den Blick, das auch »scheitern« kann. Allein die Vorstellung, dass nicht nur dieses oder jenes Unternehmen, sondern das Leben als Ganzes scheitern könne, scheint insofern ein Resultat der modernen Freiheit zu sein, als es in dieser Perspektive auf den Einzelnen zurückfällt, wenn sich sein Leben – nach welchen Maßstäben auch immer – als gescheitert erweist. Was zunächst als *Ent*lastung wahrgenommen wurde – als Entlastung von traditionellen Verpflichtungen, konventionellen Vorgaben und Verbindlichkeiten –, erweist sich daher bei genauer Betrachtung als eine zentrale *Be*lastung des modernen Menschen. Die scheinbar gewonnene Freiheit, sich die Ziele des eigenen Lebens selbst aussuchen zu können, wird an den Imperativ gekoppelt, dieses Leben zum Gelingen zu bringen, es also in einer Weise zu führen, die es als gelingend erscheinen lässt. Dieser Imperativ lautet: Sei erfolgreich in der Führung deines eigenen Lebens!

Wir alle sind damit auf eine mehr oder weniger direkte Weise einem kollektiven Gelingenspostulat unterworfen. Wir setzen uns selbst massiv unter Druck, unser Leben als ein gelingendes Leben präsentieren zu können. Wir sind dazu gezwungen, das Leben nicht nur zu leben, sondern es aktiv in Richtung auf allgemein favorisierte Ziele hin zu führen, weil wir nur so als »vollwertiger Mensch« in einer vermeintlich freien Gesellschaft wahrgenommen werden. Dass dies so ist, liegt freilich nicht allein an der dem Menschen zugewiesenen neuen »Freiheit«, sondern auch und vor allem daran, dass im Zuge des Gelingensimperativs das Leben auf ein bewertbares »Produkt« menschlicher Entscheidungen, das auch scheitern kann, reduziert wird. Die modernen Imperative und Zwänge, die größtenteils von der Konsum- und Leistungsgesellschaft vorgegeben werden, suggerieren dem Einzelnen, dass er nur so lange einen Wert hat, wie er etwas aus sich macht. Sein Wert besteht demnach nicht in seinem Sein, sondern wird danach bemessen, welches »Lebensprodukt« er durch sein Tun hervorzubringen in der Lage war.

Wenn der Wert des eigenen Selbst vor allem davon abhängt, ob man es schafft, sein Leben als ein »gelingendes« auszuweisen, und wenn sich dieses Gelingen vornehmlich an den Vorgaben der Leistungsgesellschaft orientiert, dann erlangt die Leistungsfähigkeit einen hohen Stellenwert. Denn ohne die körperliche und seelische Verfassung, diesem »Gelingensimperativ« folgen zu können, erhält der Einzelne das Gefühl, nicht dazugehören zu können. In einer Gesellschaft, die darauf ausgerichtet ist, alles »machen« zu können, kommt der Leistungsfähigkeit die Rolle eines Ermöglichungsgrundes zu. Da die Leistungsfähigkeit tendenziell als die einzige Möglichkeit betrachtet wird, ein gutes Leben zu führen, erliegt sie einer gesellschaftlichen Verabsolutierung, an deren Ende ein irrationaler Wettbewerbskult steht. Dementsprechend senden die Medien und die Werbeindustrie einen ständigen Appell aus, sich um Leistungsfähigkeit, Schönheit, Jugendlichkeit zu bemühen und sich jeden Tag gewissermaßen neu zu erschaffen.

Der größere Kontext, in dem wir diese Tendenzen reflektieren müssen, ist der Kapitalismus mit seinem impliziten Versprechen, die Erlösung hier auf Erden finden zu können. Diese Erlösung gibt es aber nach kapitalistischem Denken nur, wenn man den Wettbewerb gewinnt. Und um diesen zu gewinnen, ist der einzelne Mensch gefordert, ständig aktiv zu sein, jede Chance zu ergreifen und sich ständig zu optimieren. Ihm wird nicht weniger zugemutet als in jeder Hinsicht flexibel zu sein, sich selbst den Erfordernissen des Wettbewerbs tagtäglich neu unterzuordnen. Diese Unterordnung nennt man zwar »Positionierung«, im Grunde beinhaltet sie jedoch den Imperativ, sich zu beugen. Man gehorcht ihm im Angesicht der ständigen Bedrohung, den Wettbewerb zu verlieren. Je mehr allein das Gewinnen des Wettbewerbs zu dem wird, was wir erstreben, desto mehr opfern wir nicht weniger als unsere eigene Identität – und entfremden uns von uns selbst. Wir wollen gewinnen und vergessen dabei, wir selbst zu sein.

Die »Verzweiflung der Möglichkeit«

Hinzu kommt, dass wir ständig in der Angst leben, falsch zu entscheiden, ständig in der Angst leben, etwas zu verpassen. Schon der dänische Philosoph und Theologe Søren Kierkegaard (1813–1855) hat in seinem Buch *Die Krankheit zum Tode* aus dem Jahre 1849 erfasst, was die heutige Gesellschaft in ganz besonderer Weise betrifft:

> *»Läuft nun die Möglichkeit die Notwendigkeit über den Haufen, so dass das Selbst in der Möglichkeit von sich selbst wegläuft, ohne eine Notwendigkeit zu der es zurück soll: so ist das die Verzweiflung der Möglichkeit.« (Søren Kierkegaard)*

In dieser Verzweiflung der Möglichkeit leben wir heute. Wir haben so viele Möglichkeiten wie nie zuvor, und doch verzweifeln wir daran, weil wir spüren, dass wir sie nicht alle wahrnehmen können. Wir müssen uns für eine Möglichkeit entscheiden und sind gezwungen, an vielen anderen vorbeizugehen, und so leben wir in der ständigen Angst, die falsche Möglichkeit gewählt zu haben. Diese Angst beschert uns darüber hinaus das Gefühl, unvollkommen zu sein, weil wir uns zu beschränken haben. Das hat damit zu tun, dass die Möglichkeiten, die sich uns heute bieten, eben nicht nur ein Angebot darstellen, sondern durch ihre Existenz einen Aufforderungscharakter annehmen. Die Möglichkeiten sind nicht unverbindlich, sondern fordern den Menschen auf, sie auch tatsächlich zu ergreifen. Und dadurch gerät der Mensch in eine stete Rastlosigkeit – getrieben, so viele Möglichkeiten wie möglich wahrzumachen, in der Annahme, dadurch ein volles, ein erfülltes Leben zu führen.

Aber ist nicht eher das Gegenteil der Fall? Je mehr wir den vielen Möglichkeiten hinterherrasen, desto größer scheint mir die Gefahr der inneren Entfremdung, der Leere zu sein. Diese Leere tritt auf, weil wir heute unter dem Druck stehen, ständig erfolgreich zu sein. Wenn Erfolg nun bedeutet, *alle* Möglichkeiten auszuschöpfen, dann lebt der Mensch notwendig in dem Gefühl der Defizienz, also dem Gefühl, irgendwie mangelhaft zu sein, dem Gefühl, irgendwo zu scheitern. Die Bestrebungen des Enhancements, der »Optimierung« im weitesten Sinne, können in meinen Augen nur deshalb greifen, weil das gesamte Leben in unserer Wettbewerbsgesellschaft als eine Aufforderung begriffen wird, zu maximieren, als eine Aufforderung, anzuhäufen und die Möglichkeiten optimal zu verwerten. Das Problem ist nur: Wenn das Leben in den Dienst der Maximierung des Möglichen gestellt wird, wo bleiben wir dann selbst? Wo bleibt die Essenz unserer eigenen Persönlichkeit? Maximierung ist lediglich ein Ansatz zur Vermehrung, aber ohne Ansehen der Qualität, die es zu vermehren gilt. Die einzige Qualität ist es, den Wettbewerb zu gewinnen, aber es stellt sich die Frage: Wozu soll man gewinnen? Was ist das Ziel? Zuweilen entsteht der Eindruck, als ginge es darum, heute zu gewinnen, um morgen noch schneller gewinnen zu können. Aber wozu das Ganze? Und vor allem und noch einmal: Wo bleibt man selbst dabei? Wo bleibt die Fokussierung auf das eigene Wesen, die Reflexion darauf, was mein Wesen ausmacht? Der Imperativ, sich dem Diktat des Gewinnens zu beugen, ignoriert dieses Ich. Daher die Leere, das Schale inmitten der überquellenden Möglichkeiten.

Ich denke, dass wir nur vor diesem größeren Hintergrund die Frage nach einer Ethik des Enhancements, nach einer Ethik der Optimierung angemessen formulieren können. Der Begriff der Optimierung postuliert ja bereits, dass es Mittel gibt, die den Menschen verbessern können. Aber ich frage mich: Was ist überhaupt eine Verbesserung für den Menschen? Müsste es nicht zuerst um den Menschen gehen – um jeden Einzelnen von uns, als Person! – und um die Frage, was gut für ihn ist, bevor man seine Verbesserung einfordert? Hierin liegt in meinen Augen der größte Schwachpunkt der gesamten Optimierungsdebatte: in der Auffassung, jede Form der Steigerung menschlicher Fähigkeiten sei per se als eine Verbesserung zu betrachten. Bezogen auf bestimmte Ziele, beispielsweise darauf, in einer Leistungsgesellschaft reibungslos zu funktionieren, mögen die Steigerung der Effektivität menschlichen Denkens und die Steigerung kognitiver Merkfähigkeiten durchaus eine Verbesserung darstellen. Aber es wäre doch zu kurz gegriffen, daraus zu schließen, dass die Verbesserung der Leistungsfähigkeit *an sich* eine Verbesserung für den Menschen sei.

Wenn man also sagt, das Ziel des Menschen als Mensch sei es, einfachhin schneller zu sein, dann ist es zweifellos gut, seine Gehirnleistungen zu optimieren. Aber ist das wirklich das Ziel des Menschen? Was ist überhaupt ein gutes Leben? Oder anders formuliert: Führt die Verbreitung von Optimierungsmitteln wirklich zu einem besseren, zu einem guten Leben? Hier gibt es doch Einiges zu bedenken.

Gefährdung des guten Lebens

Bedrohlich an dieser Entwicklung ist in meinen Augen zunächst weniger die gesundheitliche Belastung durch Medikamentenmissbrauch. Bedrohlich ist vor allem dies: Je populärer Enhancement-Methoden werden, desto mehr sinkt die Akzeptanz derjenigen Menschen, die sich in eine auf das Funktionieren ausgerichtete Gesellschaft weniger gut fügen (wollen). Je mehr möglich ist, desto mehr empfindet man als unerträglich. Das zeigt sich gerade im Umgang mit Kindern. Denn in einem Zeitalter, in dem es sozusagen als selbstverständlich gilt, *Ritalin* (ein konzentrationsförderndes Präparat) zu verabreichen, werden Kinder mit einem Aufmerksamkeitsdefizit (ADHS) zunehmend als Menschen empfunden, die man so, wie sie sind, eigentlich nicht »ertragen« können muss, weil es ja das Medikament gibt. Die Bereitschaft, sie in ihrem Sosein anzunehmen, wäre geradezu irrational, weil man ja etwas »machen« kann. Sie gelten daher immer mehr als unerträglich, und die Bereitschaft, sich mit Geduld auf sie einzulassen, sinkt. Auf diese Weise sorgt die Existenz von Medikamenten wie *Ritalin* für eine Atmosphäre der Intoleranz.

Das Medikament ist nicht nur ein Angebot – es weckt zugleich die soziale Erwartung, dass Menschen entsprechend angepasst werden, wenn es schon Medikamente dafür gibt.

Und es ist nicht nur die mangelnde Akzeptanz, die sich einstellt. Zugleich entsteht die Erwartung, »Unangepasstheit« im weitesten Sinne so schnell wie möglich medikamentös zu beheben. Andere Formen der Therapie wie die Psychotherapie, die Familientherapie, die Investition in Beziehungen oder einfach das Zuhören werden gerade deswegen weniger akzeptiert, weil ihr Erfolg sich nur langsam einstellen würde. Man zieht also den schnellen Erfolg vor, obwohl der langsame nach aller Erfahrung fast immer der nachhaltigere ist. Dem Schnellen die Präferenz zu geben – das ist ein bereits heute messbares Resultat der breiten Anwendung von Medikamenten für psycho-soziale Probleme. Es entsteht Zugzwang, man kann sich dem Trend kaum mehr entziehen.

Hinzu kommt, dass es zwar zahlreiche Fälle gibt, in denen man auf das Medikament angewiesen ist, um den Kindern mit ADHS zu helfen. Zugleich aber haben ernsthafte Aufmerksamkeits- oder Gedächtnisdefizite ihre Ursache nicht selten in familiären oder sozialen Problemen, die durch die Pilleneinnahme auf diese Weise überdeckt werden. Aber erscheint es im Sinne einer Nachhaltigkeit nicht angemessener, soziale Probleme auch sozial zu lösen, und nicht etwa gesellschaftliche Missstände durch Medikamente einfach zu kaschieren (siehe analog Kapitel 1, Seite 41)? Ein Therapeut, der ein echtes Interesse an seinem Patienten hat, wird sich für eine nachhaltige Therapie einsetzen, die zwar mehr Zeit und Aufwand erfordert, aber dafür dem ganzen Menschen hilft und ihn nicht von sich selbst entfremdet.

Aus der Möglichkeit wird Zwang

Eine Gruppe von sieben Wissenschaftlern aus den Bereichen Medizin, Psychiatrie, Philosophie und Jura, die sich neben den Risiken und gesellschaftlichen Konsequenzen auch mit den Chancen verbesserter Medikamente für das Gehirn befasst hat, kommt in ihrem Memorandum zu dem Resümee,[33] es gebe keine überzeugenden Einwände gegen eine pharmazeutische Verbesserung des Gehirns oder der Psyche. Befürworter des Enhancements betrachten dieses im Grunde als die natürliche Fortsetzung der menschlich gesteuerten Evolution: Im Hinblick auf die Tatsache, dass der Mensch seit je Techniken zur Verbesserung seiner Natur heranzog, stellen auch die neuen Technologien kein Novum dar. Die ethischen Probleme würden damit im Grunde erst mit der Frage nach der Verteilungsgerechtigkeit bzw. der Gleichheit der Chancen beginnen: Welche Folgen hätte es, wenn die entsprechenden Präparate über den Kreis derjenigen, denen sie zu therapeutischen Zwecken verschrieben werden, jedem zugänglich wären, der dafür bezahlen kann? Würde das nicht zu einem massiven Verlust der sozialen Chancengleichheit führen?

Ich möchte diese Frage gerne umdrehen: Wären die Probleme, die sich aus den biotechnischen Möglichkeiten ergeben, also dadurch gelöst, dass in Zukunft alle Menschen kostenfreien Zugang zu den Präparaten haben? Aber was wäre damit eigentlich gewonnen? Wenn jeder dopt, dann ist man sozusagen wieder mehr oder weniger gleichgestellt, nur eben eine Stufe höher. Es ist wie im Sport: Man hat nur dann einen Vorteil vom Dopen, wenn der Großteil der anderen Menschen diese Möglichkeit nicht hat. Was als individueller Vorteil erscheint, erweist sich bei genauerer Betrachtung als sozialer Verlust, weil man nicht mehr ungedopt sein kann, ohne Nachteile zu befürchten. Das ist das Paradoxe an diesem Bestreben. Das Dopen wurde eingeführt in dem Bestreben, sich dadurch einen Vorteil zu verschaffen, es wurde eingeführt, um sich besserzustellen. Durch die Verbreitung aber wurde diese positive Ausrichtung nun überführt in eine negative – die Angst davor, benachteiligt zu sein, wenn man nicht dopt. Das heißt also, was zunächst als Möglichkeit zur eigenen Förderung in Erscheinung trat, ist nun zum Mittel geworden, sich vor Benachteiligung zu schützen.

Aus der Möglichkeit wurde Zwang, aus dem Gewinnenkönnen Benachteiligungsvermeidung.

Analog zu dieser Argumentation wird auch im Zusammenhang der Präimplantationsdiagnostik (siehe Kapitel 2, Seite 48) zunehmend das Argument vorgebracht, es gebe eine »moralische Pflicht« zur Optimierung (hier der genetischen Ausstattung), nämlich die, das zukünftige Kind »bestmöglich oder wenigstens nicht schlechter zu stellen als andere«[34]. Das nenne ich eine aus der Logik des Machens entsprungene Logik der Angst.

Lob des Vergessens

Wir sprechen immer davon, dass es ein erstrebenswertes Ziel sei, nichts zu vergessen. Aber ist dem tatsächlich so? Müsste die Frage nicht eher lauten: Wie viel mehr Gedächtnisleistung ist wirklich gut für den Menschen? Denn wir können uns letztlich nur dann orientieren, wenn wir nicht nur behalten, sondern auch und vor allem vergessen können. Der Mensch muss lernen, das Unwesentliche zu vergessen. Er trifft ständig unbewusste Entscheidungen, die ihn das Unwichtige vergessen lassen, damit er sich auf das Wesentliche konzentrieren kann. Das ist ein sehr komplexer und sehr kreativer Vorgang. Wenn ich also sage, es ist ein erstrebenswertes Ziel, seine Merkfähigkeit zu steigern, müsste ich zugleich konkretisieren, welche Merkfähigkeit bezogen auf welche Inhalte gestärkt werden soll. Denn durch die Fähigkeit, uns einfach alles zu merken, würde uns das viele unnötige Wissen, das wir speichern, eher behindern als optimieren – ich erinnere an Jorge Luis Borges' berühmte Erzählung *Das unerbittliche Gedächtnis*. Das heißt, die Fähigkeit, sich mehr merken zu können, ist nur dann etwas Positives für den Menschen, wenn er zugleich seine Fähigkeit zu vergessen optimiert. Ganz zu schweigen davon, dass es für viele Menschen in vielen Zusammenhängen ein Segen ist, dass sie vergessen können. Damit ist deutlich, dass die gesteigerte Merkfähigkeit nicht per se von Vorteil ist.

In einer Zeit, die vom Effizienzdenken geprägt ist, kommt man leicht zu dem Schluss, dass nicht nur im Beruf, sondern auch im Privatleben das Schnellere und Effizientere stets besser sei als das, was man weniger schnell und nur auf Umwegen erreicht. Aber ist der Mensch nicht auf Hürden, Umwege und Widerstände angewiesen, um reifen zu können? Enhancement hebt darauf ab, ein Ziel zu erreichen, ohne sich anstrengen zu müssen. Dies wäre für den Menschen allerdings nur dann gut, wenn die Anstrengung selbst lediglich als negativer Umstand im Hinblick auf das Ziel gesehen würde. Betrachtet man das Sich-anstrengen-Müssen dagegen als einen wichtigen Bestandteil der eigenen Erfahrung, dann erscheint ein auf reine Effizienz ausgerichtetes Enhancement fragwürdig. Es sei daher der Gesellschaft, aber auch jedem selbst aufgegeben zu überlegen, inwiefern die Anstrengung etwas Wertvolles sein könnte, weil man durch sie etwas hinzulernt, vor allem aber, weil man dadurch erst das Gefühl bekommt, selbst Produzent einer Leistung gewesen zu sein, ja, sich durch diese Anstrengung erst selbst erkennt.

Optimierung als Mittel zum Glück?

Häufig wird behauptet, mit Enhancement-Mitteln, insbesondere in Gestalt von Stimmungsaufhellern, könne menschliches Glück schneller erreicht werden. Auch hier plädiere ich dafür, genauer hinzusehen. In der Philosophie hat die Beschäftigung mit dem Glück eine lange Tradition. Eine wichtige Traditionslinie in dem Versuch, diesen schwierigen Begriff näher zu bestimmen, beginnt schon mit dem altgriechischen Philosophen Aristoteles (384–322 v. Chr.). Für ihn ist die Glückseligkeit *(eudaimonia)* nicht einfach ein Zustand des Wohlbefindens, sondern vielmehr eine Tätigkeit, in der sich unser rationales Tun optimal verwirklicht. Menschliches Glück stellt sich nach Aristoteles dann ein, wenn ein Lebensvollzug durch die Verwirklichung menschlicher Tugenden am besten gelingt.

> *»Jede Kunst und jede Lehre, ebenso jede Handlung und jeder Entschluss scheint ein Gutes zu erstreben. Darum hat man mit Recht das Gute als dasjenige bezeichnet, wonach alles strebt.« (Aristoteles, Nikomachische Ethik; übers. von Olof Gigon)*

Glück ist für Aristoteles demnach gelungenes Leben, und zwar nicht im Sinne eines in sich leeren Imperativs des Gelingens, dem wir uns heute zu beugen haben, sondern so, dass das Leben in der Welt, in der Öffentlichkeit, beim Anderen konkrete »Fugen zum Eingreifen« findet. Dazu gehört eine Beziehung des eigenen Handelns zur Außenwelt. Das Wesen des Glücks besteht also weniger in einer inneren Seelenstimmung als vielmehr in der Realisierung einer bestimmten Lebensform. Die Freude ist nichts, was man für sich anstreben kann. Vielmehr stellt sie sich einfach ein, wenn der Mensch das Gefühl hat, dass er seine Fähigkeiten einbringen kann und ihm sein Tun gelingt. Das Glück ist also nicht einfach eine bloße Seelenlage im Sinne eines Wohlbefindens. Das Glück ist ein Vollzug des Lebens, ist Leben im Vollzug. Mit Aristoteles könnte man also sagen, dass der Versuch, Glück durch pharmakologische Mittel herbeiführen zu wollen, fehlgreift: Denn mit der künstlichen Herstellung eines virtuellen Glücksgefühls ohne Realitätsbezug kann es kein Glück im eigentlichen Sinne geben. Ganz im Gegenteil wird dies eher dazu führen, dass sich der Mensch von seiner Welt entfremdet, seinem Glück also letztlich eher im Wege stehen wird, als es zu fördern. Um Glück zu erfahren bedarf es eben mehr als der effizienten Herstellung eines glückssynthetischen Gefühls.

Einen Menschen, der sich durch die Pillen zwar glücklich fühlt, sich aber de facto in einer desolaten Situation befindet, würden wir kaum als einen glücklichen Menschen bezeichnen. Glück verlangt letztlich eine Konkordanz von Gefühl und Realität.

Nach diesen Einwänden gegen eine unreflektierte Übernahme der Heilsversprechen des Enhancements stoße ich nun zu der Frage vor, die in meinen Augen der ganzen Optimierungsdebatte zugrunde liegt: Was können wir unter einem guten Leben verstehen? Oder genauer: Ist die Effizienzsteigerung wirklich ein Weg zum guten Leben und die bloße Steigerung der menschlichen Fähigkeiten tatsächlich ein gutes Ziel?

Bedingungen eines guten Lebens

Die Methoden des Enhancements wollen die Mittel optimieren, um ein Ziel schneller oder besser zu erreichen. Durch diese Fokussierung auf die Mittel gerät jedoch die Frage allzu leicht aus dem Blick, worauf es wirklich ankommt. Die Konzentration auf die Beschleunigung bedeutet nicht nur, den Spielraum zu erweitern und zu vergrößern, wie es oft dargestellt wird. Ganz im Gegenteil wird mit der ausschließlichen Orientierung an der Effizienz das Leben auf eine rein ökonomische Perspektive eingeengt. Man führt ein Leben, das sich

Alternativen von vornherein verschließt. Setzt man im Leben nur noch auf Effizienz und auf ein Noch-mehr-noch-weiter-noch-schneller, verliert man den Blick für all die Wendungen und Überraschungen, die das Leben bereithält, für das Unerwartete, womit das Leben aufwartet. Ein Grundproblem des Enhancements ist daher nicht die Beschleunigung als solche, sondern die Tatsache, dass die Beschleunigung die Weite des Lebens auf eine ganz spezifische Weise ausblendet, dass sie den Wert des Umwegs verkennt und blind macht gegenüber dem Sinn eines grundsätzlich offenen Lebensvollzugs.

Offenheit des Lebensvollzugs

Es geht mir nicht um eine Glorifizierung des Scheiterns, aber die Hindernisse, das punktuelle Scheitern sind oft nicht die Katastrophen, für die wir sie zunächst halten. Vielmehr sind es Notwendigkeiten, die den Menschen häufig erst dazu befähigen, Großes zu leisten und zu sich selbst zu finden. Die Befürwortung des Enhancements lässt diesen Aspekt vollkommen außer Acht und suggeriert, dass allein das Ziel das gute Leben ausmacht. Man vergisst, dass es oft der Weg ist, der den Sinn ausmacht, und nicht das Ziel allein. Dies hat niemand besser ausgedrückt als der Begründer der Existenzphilosophie, Søren Kierkegaard, als er in seinem Buch *Entweder-Oder* von 1843 schrieb:

> *»Das Große ist nicht, dies oder das zu sein, sondern man selbst zu sein.«*

Wir stoßen also immer wieder auf dieses Man-selbst, auf dieses Gelingenspostulat. Ich habe zu Beginn schon beleuchtet, dass die Befürworter des Enhancements auf Prinzipien wie die Autonomie rekurrieren. Die Freiheit des Einzelnen sei es, die hier zum Tragen kommen solle, so wird argumentiert. Bedenken wir, dass die kulturelle Basis für die Enhancement-Bestrebungen letzten Endes das

Wettbewerbsdenken ist, so müssen wir realisieren, dass eine wettbewerbsgetriebene Entscheidung für das Enhancement gerade nicht aus innerer Freiheit erfolgt, sondern aus der durch den Wettbewerb verhängten Notwendigkeit. Denn eines schafft der Wettbewerb unweigerlich: den Zwang, sich den Regeln des Wettbewerbs zu beugen. Es wird hier gerne von Autonomie gesprochen, aber im Grunde geht es um Konformität, darum, sich anzupassen, ja, letzten Endes die Auffassung zu verinnerlichen, dass das Enhancement alternativlos sei. Dies ist doppelt paradox, wenn man bedenkt, dass viele Menschen deswegen zu leistungssteigernden Mitteln greifen, weil sie dem Anforderungsdruck unserer Gesellschaft nicht standhalten können. Sie begegnen ihrem Problem also mit eben den Methoden, die das Problem überhaupt erst hervorgerufen haben. Das Medikament folgt den gleichen Prinzipien wie das Problem, das eigentlich bekämpft werden soll. Hier sehen wir schon, dass die Anwendung von Medikamenten als Mittel gegen den Leistungsdruck etwas Paradoxes hat. Dass das so kommen konnte, hängt eben damit zusammen, dass der Wettbewerb am Ende einen sozialen Zwang ausübt und damit alles andere überstrahlt. Die Enhancement-Mittel versprechen zwar Autonomie, aber de facto verstärken sie lediglich die Fremdbestimmung und zementieren die Ungleichheit, vor allem die Selbstausbeutung.

Und noch etwas kommt hinzu, wenn wir von Autonomie sprechen. Vergessen wird nämlich, dass zur Autonomie nicht nur Freiheit gehört, sondern ebenso Authentizität. Ich möchte meine Freiheit so ausüben, dass ich mich als den eigentlichen Autor meiner Handlungen empfinde. Ich möchte selbst den Entwurf meines Lebens schreiben und mich als dessen eigentlichen Verfasser betrachten. Wie aber ist dies möglich, wenn meine Handlung als Resultat einer Medikamenteneinnahme verstanden werden muss? Wie kann man Autor sein wollen und sich gleichzeitig durch die Einnahme von Pillen zum Objekt eines pharmakologischen Vorgangs machen? Was stammt noch von mir, wenn das, was ich leiste, letztlich auf die Wirkung eines Medikaments zurückgeführt werden muss?

Hiergegen wird oft eingewandt, dass Kaffeetrinken ja auch nicht als Selbstinstrumentalisierung begriffen werde. Dabei wird allerdings übergangen, dass Kaffeetrinken nicht einzig darauf ausgerichtet ist, die Leistung zu steigern, sondern vielmehr Teil einer gemeinsamen Kultur ist, bei der die Leistungssteigerung ein mehr oder weniger erwünschter Nebeneffekt unter anderen ist. Das mag man sich auch dadurch klarmachen, dass es jeder für abwegig halten würde, wenn man in einem Betrieb die Kaffeemaschine durch einen Pillenautomaten ersetzen würde. Deswegen würde ich sagen, dass die Pilleneinnahme eine bestimmte Form der Selbstinstrumentalisierung darstellt, bei der nicht mehr fraglos gesagt werden kann, dass der gedopte Mensch tatsächlich noch in vollem Umfang der eigentliche Autor seiner Leistungen ist.

Bewahrung des Sinns für das Gegebene

Sich auf das Enhancement zu verlassen heißt, grundsätzlich davon auszugehen, dass das Leben vor allen Dingen ein Projekt ist, eine Aufbauleistung, bei der das Produkt als Resultat dessen zu betrachten ist, dass wir etwas gemacht und aktiv verändert haben. Aus einer solchen Perspektive wird das Leben als etwas betrachtet, das noch nicht »voll« ist, als ein Mangel, der behoben werden muss. Natürlich kann das Leben nur gelingen, wenn wir es gestalten und somit in einem eigentlichen Sinne leben (und nicht einfach gelebt werden). Auch richtig ist, dass sich das Leben nicht erfüllt, wenn wir nicht eigene Ziele formulieren. Dennoch ist es wiederum eine bedenkliche Einengung, wenn das Leben nur noch als etwas betrachtet wird, das es zu gestalten gilt. Unsere Freiheit und das Gelingen unseres Lebens hängen nicht nur davon ab, was wir machen, sondern vor allen Dingen davon, ob es uns gelingt, eine gesunde Balance zwischen Machenkönnen und Seinlassen zu finden. Das Erreichen dieser Balance setzt voraus, dass wir es lernen, dem Leben nicht nur aus der Perspektive des Noch-nicht-Seienden und Noch-zu-Machenden zu begegnen, sondern den Blick immer wieder neu zu schärfen für den Sinn und Wert dessen, *was bereits da ist.*

Dass man das Gute im Gegebensein verkennt, ist das Grunddefizit einer Lebensweise, die sich vorrangig an Enhancement-Maßnahmen orientiert. Enhancement-Begehren schließen die Einsicht in den Wert des Gegebenen aus und verunmöglichen etwas, das mir ganz wesentlich für ein gelingendes Leben zu sein scheint: die Grundhaltung der Dankbarkeit. Dankbarkeit für das, was ist. Dankbarkeit für das Leben schlechthin. Dankbarkeit für die kleinsten Begebenheiten, die durch das Grundgefühl der Dankbarkeit zu etwas Besonderem werden können. Ohne diese Grundhaltung wird es uns schwerfallen, so etwas wie Erfüllung zu finden, weil das Optimierungsdenken das Unabschließbare geradezu voraussetzt – es ist nie am Ziel. Je mehr optimiert und damit das Gefühl der Dankbarkeit für das Gegebene ausgeklammert wird, desto mehr wird der Mensch in eine Tretmühle gezwungen, bei der es nie ein Genug an Optimierung geben kann. Dies hat schon der griechische Philosoph Epikur von Samos (341–271 v. Chr.) treffend zum Ausdruck gebracht:

> *»Wem genug zu wenig ist, dem ist nichts genug.«*

Wir haben heute die Tendenz zu glauben, dass nur das gut ist, was wir uns selbst ausgesucht haben, weil es nichts gibt, was man heute einfach hinzunehmen hat. Aber übersehen wir hierbei nicht, dass unser ganzes Leben durchdrungen ist von Vorgaben, die wir uns nicht ausgesucht haben und die wir uns auch nicht aussuchen können? Diese Vorgaben zu negieren wäre töricht und würde einem gelingenden Leben komplett im Wege stehen. Für ein gutes Leben ist es notwendig anzuerkennen, dass jeder Mensch mehr Resultat seiner Vorgaben ist als Resultat seines eigenen Machens. Jeder Mensch ist in eine Welt hineingeworfen, die er sich nicht selbst ausgesucht hat, die bereits vor ihm bestand und die ihn letztlich ermöglicht hat. Ohne diese ihm vorgegebene Welt gäbe es ihn nicht. Jeder Mensch ist weiter in eine bestimmte Zeitepoche hineingestellt, die er sich auch nicht selbst ausgesucht hat. Sie ist ihm einfach vorgegeben. Und so sind alle zentralen Bedingungen der eigenen Existenz Vorgaben und keine ausgewählten Einheiten, Vorgaben, die wir auch als Schicksal bezeichnen können.

Der moderne Mensch lebt in der Annahme, sein Schicksal selbst gestalten und Schöpfer seiner selbst sein zu können oder zu müssen. Diese Perspektive der radikalen Offenheit verstellt uns den Blick auf uns selbst, weil sie im Menschen nur noch das erblickt, was offen und gestaltbar ist, und keinen Raum bietet für die Anerkennung dessen, was so und so bereits da ist. Dies hat zur Folge, dass unsere Energie zuweilen zu einseitig auf dieses – illusorische – Ziel der Abschaffung des Gegebenen ausgerichtet wird. Damit droht aber das Potenzial zu verkümmern, das darin liegt, das Gegebene und damit nicht zuletzt das eigene Sein anzunehmen und einen guten Umgang damit zu erlernen. Der deutsche Philosoph und Essayist Hans Blumenberg (1920–1996) hat dies auf den Punkt gebracht, als er betonte, dass in der modernen Welt »nichts sein muss, was ist«. Dieses »was ist« aber hat einen Wert, und darüber müssen wir neu nachdenken, wenn wir die Optimierung des Menschen als kollektiven Wunsch unserer Zeit in seiner Tiefendimension verstanden haben möchten.

Was möchte ich damit sagen? Mir geht es nicht um ein Plädoyer für eine neue Schicksalsergebenheit. Das wäre töricht und würde dem Menschen als einem vernunftbegabten Wesen nicht gerecht. Unser problematischer Umgang mit dem Schicksal beginnt daher nicht dort, wo gegen das Schicksal gekämpft wird, sondern erst dort, wo suggeriert wird, dass der moderne Mensch gar kein Schicksal mehr anzunehmen brauche, weil die Medizin ihm die absolute Freiheit geben könne – die Freiheit, seinen Körper selbst auszuformen, die Freiheit, seine Nachkommen selbst auszusuchen (siehe Kapitel 2), die Freiheit, sich nach seinem Belieben zu »optimieren«. Das implizite Versprechen dieser absoluten Freiheiten ist das eigentliche Problem vieler Bereiche der modernen Hochglanzmedizin.

Denn es ist trügerisch! Es ist eben nicht nur Freiheit, wenn zum Beispiel die ästhetische Medizin suggeriert, man könne sich seinen Körper selbst aussuchen. Denn mit diesem angeblichen Selbst-aussuchen-Können hat man sich zugleich eine neue Unfreiheit erkauft, nämlich die, möglicherweise schon morgen diese selbst gewählte Körperform nochmals auf ihre Tauglichkeit für die damit verbundenen Ziele überprüfen zu müssen. Wenn der Körper nicht mehr Schicksal, sondern nur noch Resultat der eigenen Wahl sein soll, wie es viele Bereiche der ästhetischen Medizin versprechen, so ist aus diesem Wählenkönnen keine neue Freiheit, sondern eine neue Unfreiheit erwachsen, weil man dann für dieses Gewählte auch verantwortlich gemacht werden wird und es jeden Tag neu hinterfragen muss. Denn ab dem Moment, wo man das Gegebene durch die eigene Wahl ersetzt, gerät man in die Spirale, immer wieder neu wählen zu müssen, in eine Spirale des stetigen Abgleichs. Verloren gegangen ist dann die Unbekümmertheit des eigenen Umgangs mit sich selbst.

Vor diesem Hintergrund plädiere ich für eine neue Einsicht in die Notwendigkeit der Grenzen des Machbaren. Es geht letzten Endes darum, Grenzen annehmen zu können, vor allem aber darum, sich selbst annehmen zu können.

In unserer Gesellschaft und auch als Einzelne tendieren wir heute dazu, auf die Welt mit der Haltung des Begehrens zu reagieren und das Innehalten, die Bescheidung, das Maß eher aus den Augen zu verlieren. Gleichzeitig wissen wir aus der antiken Philosophie, dass ohne die Kardinaltugend des Maßes kein Mensch glücklich werden kann. Und was uns am meisten fehlt, ist gerade das Maß im Umgang mit dem Begehren! Der moderne Mensch begehrt, der allererste Anfang zu sein, ein Leben ohne Mangel führen zu können und sich mit nichts abfinden zu müssen. Den »Willen zum Willen« hat der Philosoph Martin Heidegger dies genannt. Und eben dieser »Wille zum Willen« ist es, der uns in unserer Anspruchshaltung am

Ende unglücklich, angstvoll und sogar verzweifelt macht. Wir werden zum Opfer unserer Ansprüche an die Machbarkeit der Welt und übersehen, dass unser Glück in Wirklichkeit bei uns selbst liegt, und zwar in der inneren Einstellung, mit der wir der Welt begegnen.

Eine innere Einstellung, die uns sagen könnte, dass das Gefühl der Zufriedenheit mit der Welt nicht mit einer Pille hergestellt werden kann. Eine Einstellung, die uns sagt, dass das gute Leben nicht darin bestehen kann, einfach nur besser zu funktionieren, sondern als ganze Person ein Gefühl des Reichtums zu empfinden. Und zu diesem Reichtum gehört es auch, das vorschnelle »Zumachen« zu vermeiden und das gesamte Leben auf bestimmte Qualitäten festschreiben zu wollen. Zu diesem Reichtum gehört es, für die Weite des Lebens offen zu bleiben und sich Vereinnahmungen aller Art zu verweigern. Ja, ich würde sogar sagen: offenzubleiben für das Unerbetene, für das, was wir eben nicht selbst wählen. Denn das Wertvolle im Leben ist doch oft das, was wir nicht geplant haben, was sich einfach ereignet, solange wir offen bleiben für das neue Ereignis. So würde ich schlussfolgen, dass das glückliche Leben nicht darin besteht, ein perfektes Leben zu erreichen, sondern darin, sich jederzeit gegen das Erstarren zu engagieren.

Es ist also unsere innere Einstellung, die uns sagt, dass das vermeintlich Imperfekte im Menschen, seine Leistungsgrenzen, seine Verwundbarkeit einen tieferen Sinn haben. Vielleicht kann diese innere Einstellung dazu führen, dass wir das Unvollkommene wertschätzen lernen und nicht nur das vermeintlich Perfekte. Zu einer Hochschätzung des Imperfekten, nicht als Leugnung seiner Schattenseiten, sondern im Sinne einer Haltung der Bescheidenheit in der Annahme dessen, was perfekt sein *könnte*. Denn wir wissen ja eigentlich gar nicht, was der perfekte Mensch sein soll. Daher sollte es doch eher darum gehen, für den unvollkommenen Menschen gute soziale Verhältnisse zu schaffen, anstatt ihn dazu zu drängen, vermeintlich perfekt zu werden, nur um sich an die unvollkommenen sozialen Verhältnisse der modernen Leistungsgesellschaft anzupassen.

Stärkung des Rückgrats statt Förderung der Anpassung

Mit meiner Kritik will ich nicht zum Ausdruck bringen, dass jegliches Enhancement immer und für jeden Menschen zu verurteilen wäre. Mir geht es vielmehr um das Aufzeigen einer allgemeinen Tendenz, nicht um eine kategorische Abqualifizierung. So möchte ich einfach zu bedenken geben, dass die Optimierungstendenzen – auch wenn sie sich nahtlos in unsere propagierten positiven Vorstellungen von Effizienz und Kontrolle einfügen – am Ende doch fragwürdig werden können, wenn diese Tendenzen unreflektiert bejaht und bekräftigt werden. Dies schließt jedoch nicht aus, dass die Anwendung dieser Ansätze im Einzelfall sinnvoll oder zumindest tolerabel erscheinen kann. So wird es eben Situationen geben, in denen der Wunsch nach Enhancement einer bedrängten Lage entspringt und in denen es keine andere Hilfe gibt. Dennoch liegt mir daran, mit dieser kritischen Reflexion eine Perspektive zu eröffnen, die es auch in diesem Einzelfall ermöglicht, aufmerksam zu werden auf die mit dem Enhancement verbundenen Ziele: Sind diese nicht möglicherweise doch von zweifelhaftem Wert? Erfüllen sie tatsächlich das, was mir vorschwebt? Oder gerate ich damit, ohne dies zu wollen, in eine Spirale, die vollkommen von mir wegführt? Werte des Enhancement zu kritisieren muss nicht notwendig in eine paternalistische, eine bevormundende Haltung münden. Sie kann als Kritik auch dazu befähigen, dem Enhancement-Willigen alle Facetten seines Wunsches deutlich zu machen.

Wenn Therapeuten bereit sind, den zumeist ganz abstrakten Selbstoptimierungs-Wünschen ohne Bedenken zu folgen, dann leisten sie den von mir herausgearbeiteten Grundvorstellungen Vorschub: Sie werden damit in gewisser Weise zu Komplizen dieser Vorstellungen, Komplizen einer allein an Leistung und Effizienz orientierten ökonomistischen Gesellschaft. Durch die Übernahme und Akzeptanz der Ziele von Effizienz, Schnelligkeit und Kontrolle werden diese Werte durch die Heilberufe stabilisiert und bekräftigt. Sich dessen bewusst zu sein, kann im Sinne dessen sein, der den Wunsch nach Neuroenhancement äußert. Wir haben ja gesehen, wie gesellschaftliche Trends Druck auf den Einzelnen ausüben können und wie er sich diesem Druck oft nur schwer entziehen kann, obgleich gerade dieser Entzug richtig und wichtig ist, um zu sich selbst zu finden. Daher stellt sich die Frage, ob es nicht gerade bei den Menschen, die aufgrund eines fehlenden Selbstvertrauens nach Dopingmitteln greifen, eine angemessenere Hilfe von Seiten der Heilberufe wäre, statt des Symptoms das fehlende Selbstvertrauen zu behandeln (s. u.).

Darüber hinaus muss immer bedacht werden, dass die Medizin ihren Kredit als Instanz, die sich dem hilfesuchenden Menschen widmet, auch verspielen kann, wenn sie Dopingmittel auf Wunsch verordnet. Denn je unreflektierter sie dies tut, umso näher rückt sie in die Sphäre der bloßen Dienstleistung, die mit Heilkunst nach meinem Dafürhalten wenig zu tun hat. Zwar kann im spezifischen Einzelfall die Gabe von Neuroenhancern durchaus eine konkrete individuelle Hilfe sein; bei einer generellen und unreflektierten Anwendung kann die individuelle Hilfe jedoch in einen kollektiven Uniformitätsdruck umschlagen. Daher kommt der Verantwortung des Therapeuten, der sich allein am individuellen Wohl und nicht an Marktgesichtspunkten orientiert, eine besondere Bedeutung zu.

Ein therapeutisches Ethos, das auf die Ängste vieler Menschen, aus der Leistungsgesellschaft herauszufallen, nur die Pille als Antwort parat hat, wird dem Patienten nicht wirklich gerecht. Müsste eine »Ethik der Therapie« nicht auch darin bestehen, dass der Therapeut nicht unreflektiert Wünsche erfüllt, sondern stets versucht, dem einzelnen Menschen mit einer Grundhaltung des Helfenwollens zu begegnen? Das kann manchmal auch das Medikament sein, immer aber sollte es zunächst das Sicheinlassen auf eine Beziehung sein, die nicht von Verschreibungen, sondern von Verstehen getragen ist.

Bei der Debatte um die Optimierung des Menschen neigen wir dazu, uns zu sehr auf ein einziges Merkmal zu fokussieren und dabei das Ganze auszublenden. Mir geht es um einen ganzheitlichen

Blick auf diese Problematik, um die gesamte Person, und nicht nur um eine Fähigkeit. Ich denke, dass der Mensch nicht allein deshalb glücklich werden kann, indem er besser funktioniert, sondern dass er darauf angewiesen ist, mit dem Gefühl zu leben, dass sein innerer Wert nicht in seiner Leistungsfähigkeit, sondern in seinem einfachen Sein, in dem So-sein-Können-wie er-ist, begründet ist. Je mehr wir dieses Gefühl verlieren, desto mehr unterliegen wir einer Entfremdung von uns selbst. Wir neigen dann dazu, uns selbst, unseren eigenen Körper nur noch als ein Instrument zu betrachten, mit dem wir die gesellschaftlich anerkannten Ziele erreichen können (oder auch nicht). Der moderne Mensch benutzt seinen Körper wie ein Werkzeug und vergisst dabei, dass er sich auf diese Weise schlicht und einfach von den kollektiven Erwartungen vereinnahmen lässt.

Wenn wir von therapeutischer Hilfe für Menschen sprechen, die von ihrem Arzt oder ihrer Ärztin entsprechende Pillenverschreibungen verlangen, dann muss man anerkennen, dass hier Hilfe auch bedeuten kann, diesen Menschen wieder bewusst zu machen, dass sie keine künstliche Leistungssteigerung, keine Dopingpillen brauchen, um sich als wertvoll zu empfinden. Vielleicht sollten hier die Therapien eher darauf ausgerichtet sein, den Menschen das Rückgrat zu stärken und sie immun zu machen gegen die Versuchung, sich mittels Dopingmittel komplett anzupassen.

Vielleicht, so möchte ich den Gedanken zuspitzen, ist eine gute Medizin im Sinne einer Heilkunst sogar nur eine Medizin, die selbst Rückgrat hat und sich nicht für jedwedes Ziel einer ökonomisierten Leistungsgesellschaft hergibt.

Zusammengenommen lässt sich sagen, dass wir in einer Gesellschaft leben, die dem Menschen aufgibt, perfekt zu sein. Doch je perfekter der Mensch werden will, desto unvollkommener wird er. Das Streben nach Perfektion im Sinne absoluter Intoleranz gegenüber Fehlern kann zur regelrechten Zwangsvorstellung werden. Der

Blick für das Wesentliche kommt abhanden. Die Vermutung liegt nahe, dass der Drang zur Perfektion nur ein verzweifelter Versuch des modernen Menschen ist, den aufgrund von Säkularisierung und Technisierung verloren gegangenen Sinn durch ein krampfhaftes Festhalten am Ideal der Perfektion zu ersetzen. Der Perfektionswahn wäre dann als eine Antwort auf die fehlende Transzendenz in einer Marktgesellschaft zu begreifen, die ausschließlich auf Effizienz ausgerichtet ist.

Die moderne Gesellschaft setzt ganz auf Machbarkeit und nutzt Technik und Wissenschaft dazu, Vollkommenheit auf der Basis von Perfektion zu bestimmen. Dieser Versuch ist aber zum Scheitern verurteilt. Wir haben gesehen, dass der technologische Fortschrittsgedanke nicht alleiniger Maßstab des guten Lebens sein kann. Diese Engführung auf Funktionalität und Tauglichkeit führt zu einer Sichtweise, in der es nur noch standardisierte Vorstellungen von Perfektion gibt: Menschen, die alle die gleichen Höchstleistungen zu vollbringen haben und alle möglichst immer funktionieren müssen. Doch die eigentliche Vollkommenheit des Menschen liegt nicht in seiner Leistungsfähigkeit, sondern in seiner Einzigartigkeit. Jeder Mensch ist vollkommen, weil er unverwechselbar ist. In diesem Sinne ist unser technischer Drang nach Perfektion ein Blindwerden für Formen der Vollkommenheit, die es bereits gibt und die nicht herstellbar sind. Es ist die unverwechselbare Brillanz des Lebens selbst.

Daher ist es wichtig, dass die Medizin neue Perspektiven auf den Menschen gewinnt, Zugänge eröffnet, die bei allem Drang nach Beherrschung auch das Staunen nicht verlernen lassen und so etwas wie ein Hochgefühl ermöglichen im Angesicht der Vielfalt menschlichen und nicht-menschlichen Lebens auf der Erde. Der Drang der Medizin, Grenzen zu überschreiten und sich des Da-Seienden zu bemächtigen, es zu unterwerfen und zu kontrollieren, hat zweifellos viele Segnungen für die Menschheit bedeutet. Doch wenn sie nur noch auf das Bemächtigen setzt, ohne diesen Drang mit einer Grundhaltung der Demut und Ehrfurcht vor dem, was ist, zu paaren, wird die Medizin eine Grundeinstellung auf den Plan rufen, die sich am

Ende gegen das Leben selbst richtet. Der Wert und der Reichtum des Lebens liegen nicht in dem, was sich messen und steigern lässt, sondern im Leben selbst. Und je mehr wir uns freimachen können von den einseitigen Leistungskategorien unserer Zeit, je mehr wir eine neue Gelassenheit erlernen, desto mehr werden wir das eigentlich Wichtige im Leben erkennen und dadurch glücklich werden können.

Kapitel 4: Gesundheit als Pflicht?

Wir leben in einer Gesellschaft, in der Gesundheit als höchstes Gut angesehen wird – sowohl aus der Sicht des Einzelnen als auch der Bevölkerung. Gesundheit ist heute nicht mehr nur eine Sparte der Medizin, sondern zunehmend ein wichtiger Wirtschaftsfaktor. Empowerment lautet das neue Konzept: Aktivierung zur Eigenverantwortung und parallel dazu Rückzug des Staates aus seiner Fürsorgepflicht. Was aber sind die Grenzen und die Schattenseiten, wenn die Verantwortung für unsere Gesundheit immer mehr auf uns lastet? Das Kapitel widerspricht der schleichenden Auffassung von der Krankheit als »Schuld« und zeigt, dass Eigenverantwortung nur dann funktioniert, wenn sie in gesellschaftlicher Verantwortung verankert wird. Gesund ist nicht, wer keine Beeinträchtigung hat, sondern wer es lernt, einen kreativen Umgang mit seiner eigenen Begrenztheit und seiner grundsätzlichen Versehrbarkeit zu finden.

Eigenverantwortung als neues Paradigma

Der passive Patient, der den Fachmann, den Arzt, befragt und von diesem gesagt bekommt, was er zu machen hat, ist – zumindest in den politischen Programmen – obsolet geworden. Leitbild heute ist der aktive Patient als Ausdruck des mündigen Bürgers, der eben nicht ärztliche Weisungen befolgt, sondern sich selbst als Experten für seine eigene körperliche und seelische Verfassung versteht, sich entsprechend einbringt und selbstverantwortlich entscheidet. Mit zunehmender Selbstverantwortung wird der Patient zu einem Nutzer umdefiniert, zu einem Akteur, der sich in Eigeninitiative die notwendigen Informationen und Angebote einholt, die für die Bewältigung seiner Gesundheitsstörung nötig sind. Er nutzt nicht nur den Rat und die Hilfe der Ärztin oder des Arztes, sondern auch die anderer »Profis« – Psychologen, Apotheker oder Krankenkassenexperten, Selbsthilfegruppen und Experten der Verbraucherverbände. Der moderne Patient übernimmt also die Verantwortung für seine Gesundheit selbst und bedient sich des Arztes und weiterer Gesundheitsberater weitgehend nach eigenem Ermessen.

»Gesundheitskompetenz«

Vor diesem Hintergrund kommt gerade der »Stärkung der Gesundheitskompetenz« der Patienten eine besondere Bedeutung zu. Die WHO (Weltgesundheitsorganisation) und die EU haben Gesundheitskompetenz als die »Fähigkeit des Einzelnen« definiert, »im täglichen Leben Entscheidungen zu treffen, die sich positiv auf die Gesundheit auswirken«. »Gesundheitskompetenz«, so heißt es weiter, »befähigt Personen zur Selbstbestimmung und zur Übernahme von Gestaltungs- und Entscheidungsfreiheit bezüglich ihrer Gesundheit. Sie verbessert die Fähigkeit, Gesundheitsinformationen zu finden, zu verstehen und Verantwortung für die eigene Gesundheit zu übernehmen.«

Gesundheitskompetenz (international auch Health Literacy) ist also ein Konzept, das sich bewusst von einer bevormundenden Gesundheitserziehung lossagt. Es ersetzt damit die bisherige Gesundheitserziehung, die eher darauf ausgerichtet war, Risiken zu meiden, durch die Betonung der Kompetenz jedes Einzelnen. Dabei geht es nicht in erster Linie darum, bestimmte Änderungen im Verhalten einzuüben, um Krankheiten vorzubeugen, sondern darum, die eigenen Kräfte zu mobilisieren. So setzt diese Konzeption bei der Motivation eines Menschen an, sein Verhalten selbst zu steuern. Empowerment lautet die englische Bezeichnung dafür. Ziel der Gesundheitserziehung wäre es demnach, auch die Lebenswelt des Patienten einzubeziehen sowie seine individuellen Fähigkeiten zur Problembewältigung zu stärken.

Nach einer Definition von Ilona Kickbusch lässt sich Gesundheitskompetenz in fünf Bereiche aufteilen:

1. *Kompetenz in Bezug auf die persönliche Gesundheit,*
2. *Kompetenz in Bezug auf die Systemorientierung, das heißt in Bezug darauf, sich im Gesundheitssystem zurechtzufinden,*
3. *Kompetenz in Bezug auf das »Konsumverhalten«, das heißt die Fähigkeit, »Dienstleistungsentscheidungen« zu treffen,*
4. *Kompetenz in Bezug auf die Arbeitswelt, also die Fähigkeit, Unfälle und Berufskrankheiten zu vermeiden, und schließlich*
5. *Kompetenz in Bezug auf die Gesundheitspolitik, also die Fähigkeit, sich für Patientenrechte und andere gesundheitsrelevante Aspekte zu engagieren.*[35]

Diese Auflistung führt unmissverständlich vor Augen, dass im Zuge der modernen Bestrebungen die Gesundheitskompetenz weniger den Patienten im klassischen Sinne betrifft als vielmehr den Konsumenten, den »Verbraucher«. Er ist es, der so früh wie möglich empowered, das heißt in die Lage versetzt werden soll, unabhängig Verantwortung für sich zu übernehmen. Aber es wird auch deutlich, dass es bei der Gesundheitskompetenz nicht einfach um ein bestimmtes Wissen geht. Im Zentrum steht vielmehr die Fähigkeit, im Leben viele wichtige Entscheidungen selbst fällen zu können, einschließlich solcher, die sich auf Fragen der individuellen Gesundheit beziehen, und eine gewisse lebensweltliche Kompetenz im Umgang mit diesen Fragen zu erlernen. So ist es hilfreich, bei der Gesundheitskompetenz nicht nur die genannten fünf Handlungsbereiche – also persönliche Gesundheit, Orientierung im Gesundheitssystem, Konsumverhalten, Gesundheitspolitik und Arbeitswelt –, sondern darüber hinaus drei verschiedene Ebenen der Gesundheitskompetenz voneinander zu unterscheiden:

1. *Die funktionale Kompetenz, die sich auf das Aufnehmen einfacher Informationen bezieht (also im Grunde auf das Lesen und Verstehen von Texten),*
2. *die interaktive Kompetenz, das Sichten und Interpretieren dieser Informationen im kommunikativen Austausch mit anderen Menschen, und*
3. *die kritische Kompetenz als die Fähigkeit, Informationen auch zu hinterfragen.*[36]

Fördern und Fordern

All diese Zielsetzungen und Bestrebungen sind natürlich grundsätzlich zu begrüßen. Wer möchte nicht selbst seinen Umgang mit der Gesundheit gestalten? Dass man nicht bevormundet werden möchte von Experten, das ist selbstverständlich, und es ist ein Zugewinn, dass der alte Paternalismus, bei dem der Arzt dem Patienten einfach vorschrieb, was er zu machen hatte, zumindest in den politischen Programmen verschwunden ist. Und doch ist es wichtig, das moderne Konzept der Gesundheitskompetenz in dem Zusammenhang zu sehen, in dem es formuliert worden ist. Denn die Gesundheitskompetenz wird ja nicht einfach im luftleeren Raum als Ziel formuliert, sondern im Kontext eines neuen Verständnisses von Staat und Gesellschaft. Sie wird gefordert in einer Zeit, in der der fürsorgende Staat, der die Gesundheitsversorgung der Bevölkerung zu gewährleisten hat, für antiquiert erklärt und der Ruf nach seiner Modernisierung immer lauter wird – und zwar als ein Ruf nach dem »aktivierenden Staat«. Das moderne Verständnis von Sozialstaat setzt weniger auf die Versorgung als vielmehr auf das Konzept der Eigenverantwortung. Prämisse der Politik ist es somit, die Kompetenzen des Bürgers zu fördern, letztlich mit der Zielsetzung, ihn zu verpflichten – und damit gleichzeitig den Staat zu entpflichten. Man sagt zwar, dass man den Sozialstaat unbedingt erhalten wolle, aber de facto fährt man ihn zurück – und dies maskiert hinter wohlklingenden Begriffen wie (Wahl-)Freiheit, Mündigkeit und Eigenverantwortung.

Es ist nicht uninteressant, dass diese staatliche Auferlegung einer *Pflicht* zur Verantwortungsübernahme an eine Rhetorik der Emanzipation, also der *Befreiung* aus einer Bevormundung, gekoppelt wurde.[37] Es handelt sich hier um eine geschickte Doppelstrategie: Der Bürger soll vom Staat mit allen Voraussetzungen zu individuellem Erfolg ausgestattet werden, damit er anschließend in die Eigenverantwortung entlassen und der Staat sich aus seinen Pflichten zurückziehen kann. Man könnte das auch unter dem Schlagwort »Fördern und Fordern« zusammenfassen. Im ersten Schritt werden individuelle Kompetenzen im Hinblick auf das persönliche Gesundheitsverhalten gefördert. Wenn dies nicht ausreicht, folgt, in einem zweiten Schritt, die Androhung von Sanktionen. Aber übersieht man dabei nicht, dass die Übernahme von Verantwortung an gewisse Grundvoraussetzungen geknüpft werden muss? Mit anderen Worten: Müssen Menschen nicht zunächst einmal dazu befähigt werden, Verantwortung zu übernehmen, bevor man ihnen mit Sanktionen drohen kann? Ich denke, es ist wichtig, hier genauer hinzusehen.

Grenzen der Eigenverantwortung

Beim Begriff der Eigenverantwortung wird meiner Auffassung nach allzu leicht vergessen, dass gerade jene Bevölkerungsgruppen, die statistisch gesehen das größte Risiko tragen zu erkranken, im Durchschnitt auch die geringsten Möglichkeiten haben, die Gesundheitsförderung in ihrem Verhalten zu berücksichtigen. Sie haben, etwa bedingt durch ihren sozialen Status, oft schlichtweg keine Wahl, verfügen nicht über die finanziellen Mittel und die Entscheidungsfreiheiten, die bei höheren Schichten stärker vorhanden sind. Das heißt nicht weniger, als dass man sich den Gedanken an gesundheitsförderliches Verhalten zunächst einmal leisten können muss! Für diesen Zusammenhang hat man auch den Begriff des »Präventions-Paradoxons« geprägt. Will sagen: Die Ansätze der Prävention greifen oft deshalb nicht, weil sie in aller Regel diejenigen zuerst erreichen, die der Prävention am wenigsten bedürfen. Und umgekehrt werden durch die Betonung der Eigenverantwortung diejenigen weiter benachteiligt, die ohnehin schon benachteiligt sind. Das zeigt, dass man mit dem Pathos der Patientenkompetenz und der Eigenverantwortung eben gerade *nicht* die Menschen erreicht, bei denen es von einem vitalen Interesse wäre, die Gesundheit zu bewahren oder zu verbessern. Die Betonung der Eigenverantwortung ist hier eine zu einseitige Strategie, denn diesen Menschen fehlt es nicht an Aufgeklärtheit oder gutem Willen, sondern an inneren Ressourcen und vor allem an günstigen strukturellen Bedingungen.

Vor diesem Hintergrund scheint mir der zunehmende Abbau des Sozialen in der heutigen Zeit äußerst bedenklich zu sein. Denn je mehr man die soziale Sicherung zurückschraubt, desto mehr beraubt man die ohnehin minderprivilegierten Schichten der Chance, eigenverantwortlich zu werden. Dass das System in weiten Teilen dennoch so aufgebaut ist, liegt daran, dass wir das ökonomische Denken so weit verinnerlicht haben, dass wir gar nicht merken, wie sehr sich unser Gerechtigkeitsverständnis darunter verändert.

Was gegenwärtig passiert, muss als ein Wandel weg von der Bedarfsgerechtigkeit hin zu einer Leistungsgerechtigkeit beschrieben werden.

Das meiste im Leben ist jedoch nicht selbstverschuldet. Mit anderen Worten: Es gibt soziale Benachteiligungen, die erst ausgeglichen sein müssen, bevor wir überhaupt von einer Leistungsgerechtigkeit ausgehen können. Wir schauen heute nur darauf, dass rein theoretisch niemandem der Zugang zu den sozialen Leistungen verwehrt wird, aber wir verkennen, dass die Ausgangsbedingungen für diesen Wettbewerb sehr unterschiedlich sind. Unter dem undifferenzierten Paradigma der Eigenverantwortung führen wir auf diese Weise eine drohende Entzweiung der Gesellschaft herbei, eine Entzweiung in zu würdigende Gesunde und zu sanktionierende Kranke.

Wir müssen bedenken, dass nicht nur die Schichtzugehörigkeit über die Fähigkeit zur Übernahme von Gesundheitsverantwortung entscheidet, sondern all dies vom Lebensalter genauso abhängt wie vom Gesundheitszustand. Das bedeutet, dass sowohl sozial schlechtergestellte als auch ältere Menschen und vor allem kranke Menschen über weniger Möglichkeiten verfügen, Gesundheitskompetenz zu erwerben. Das hat auch damit zu tun, dass diese Gruppen einfach mehr Mühe haben, nicht nur Informationen zu verstehen, sondern sich auch mit anderen Personen (Experten, Angehörigen, Selbsthilfegruppen usw.) über Fragen der Gesundheitserhaltung auszutauschen, um durch diese Gespräche überhaupt erst zu realisieren, was wichtig für sie ist. Gesundheitskompetenz hat also nicht nur mit der Fähigkeit und Bereitschaft zu lesen zu tun, sondern vor allen Dingen damit, ob jemand über tragfähige soziale Kontakte verfügt. Dies meint ja letztlich die oben erwähnte »interaktive Gesundheitskompetenz«. So sind es die Beziehungsstrukturen, und keineswegs nur die Lesefähigkeit, die darüber entscheiden, ob jemand über die Fähigkeit verfügt, Gesundheitskompetenz zu entwickeln.

Wenn wir also festhalten, dass gerade kranke Menschen Mühe haben, die geforderte Gesundheitskompetenz zu erwerben, weil sie über weniger Möglichkeiten verfügen, sich mit anderen Menschen auszutauschen, so wird deutlich, dass vor allem an diesem Punkt angesetzt werden muss. Gesundheitskompetenz zu fördern bedeutet eben nicht nur, die sozial benachteiligten Schichten zu unterstützen, sondern auch, eine Anstrengung zu unternehmen, alte und kranke Menschen einzubeziehen. Dann aber wird sofort klar, dass der üblich gewordene Begriff des »Nutzers« oder »Konsumenten« von Gesundheitsleistungen das falsche Paradigma darstellt. Das ist auch der größte Schwachpunkt bei der Idee der Eigenverantwortlichkeit: Sie geht allzu sehr vom souveränen Konsumenten aus! Genau hier liegt die Grenze des aktivierenden Nutzerkonzepts. Der Patient ist in seiner Rolle als kranker Mensch nicht primär ein souveräner Nutzer von Leistungen. Vielmehr befindet er sich in einer grundlegend asymmetrischen Position, weil er angewiesen ist. Denn im Unterschied zum

Konsumenten hat er als Patient keine Wahl. Er hat sich seine Krankheit nicht ausgesucht und kann nicht frei wählen zwischen verzichtbaren Gütern – er ist schlicht und einfach abhängig von ihnen. Und das, was er braucht, ist nicht primär Entscheidungsfreiheit, sondern einfach jemand, der ihm hilft. Wenn ein Mensch krank geworden ist, dann ist er zunächst einmal geprägt von Hilfsbedürftigkeit, von Rat- und Orientierungslosigkeit. Das heißt nicht, dass er nicht in seiner Freiheit absolut respektiert werden muss! Doch er braucht, um überhaupt in die Lage versetzt zu werden, wieder frei zu entscheiden, zunächst einmal jemanden, der Anteil an ihm nimmt, der mit ihm fühlt, der ihn versteht, der Sorge tragen möchte für ihn. Erst im Anschluss daran kann über Empowerment nachgedacht werden.

Krankheit als Schuld?

Nicht nur medizinische Ratgeber, sondern zunehmend auch Praxen und Kliniken lassen Gesundheit als etwas erscheinen, das man mit genügend Mühe und Investition auch garantiert erreichen kann, das heißt als eine planbare Leistung. Der gesunde Körper wird als Zeichen dafür gesehen, dass man hart genug an sich gearbeitet hat.[38]

> *Gesundheit und Krankheit erscheinen uns immer weniger als Geschicke, als Fügungen, sondern immer mehr als Resultate unserer eigenen Handlungen, ja als Erzeugnisse unseres eigenen Willens.*

Umgekehrt stellt sich das Krankwerden dann als etwas dar, das sich aus mangelnder Gesundheitskompetenz im Sinne einer mangelnden Investition in die eigene Gesundheit ergibt. Ganz gleich, ob dies Fragen des Lebensstils oder mangelnder »Vorsorge« betrifft – derjenige, der krank wird, sieht sich mit der im Zusammenhang einer Pflicht zur Eigenverantwortung kaum verhüllten Schuldzuweisung konfrontiert, »selber schuld« zu sein.

Die Berliner Psychotherapeutin und Gesundheitstrainerin Irmhild Harbach-Dietz, die selbst lernen musste, mit einer Krebsdiagnose umzugehen, schreibt dazu in ihrem Beitrag »Krebs und die Frage nach der Schuld«:

> *»Krebserkrankung als Folge von Fehlverhalten? Mir selbst gingen in der ersten Zeit nach der Krebsdiagnose immer wieder die Sätze durch den Kopf: ›Du hast es versiebt! Du hast dein Leben in den Sand gesetzt!‹ Erst später wurde mir klar, welche Anmaßung hinter dieser Art des Denkens steckt. In dieser Logik würde es bedeuten: Wenn ich alles richtig mache, kann ich nicht krank werden – welch eine omnipotente Vorstellung! Bei solchen Allmachtsgedanken vergessen oder leugnen wir, dass Krankheit zum Leben dazu gehört.«*[39]

Gesundheitsrisiken individualisieren?

Die Auffassung, dass wir unsere Gesundheit vollständig in der Hand haben und Krankheit auf diese Weise willentlich »vermeidbar« sei, ist eine irrige Annahme. Gesundheit ist nicht einfach ein individuelles Persönlichkeitsmerkmal, sondern abhängig von strukturellen Rahmenbedingungen – und nicht vom Einzelnen allein. Wir haben es hier ganz klar mit einer Überstrapazierung der Verantwortungsperspektive zu tun, die damit einhergeht, dass eine problematische Rücküberantwortung sozialer und struktureller Defizite ins Private vollzogen wird. Dies hat enorme Auswirkungen auf das Bild des Kranken und auch auf das Bild der Medizin. Eigenverantwortung zum zentralen Paradigma zu erklären bedeutet ja, dass man bei einem behandlungsbedürftigen Befund sich unweigerlich mit der Frage konfrontiert sehen müsste, ob man mit entsprechender Vorsorge diesen Befund nicht hätte vermeiden können. Und natürlich hätte jeder, sofern möglich, einen solchen Befund durch sein Verhalten zu verhindern versucht. Wenn wir aber die Eigenverantwortung zum herrschenden Paradigma erheben, dann geschieht mehr als das:

Dann entziehen wir dem Erkrankten unser Vertrauen! Je mehr die Eigenverantwortung zum leitenden Gedanken wird, desto mehr gerät jeder Patient in eine Art Generalverdacht. Das kann dazu führen, dass ein krank gewordener Mensch am Ende wie ein »potenzieller Täter« angesehen wird. Und je mehr man diesen Patienten dann gar mit möglichen Sanktionen belangen möchte, sollte er sich nicht eigenverantwortlich gesundheitserhaltend verhalten, desto mehr manövrieren wir ihn in die Isolation.

Wir machen aus einem Hilfsbedürftigen einen »Normverletzer« und sorgen auf diese Weise für eine doppelte Stigmatisierung des Kranken.

Ich halte eine solche Entwicklung für hochproblematisch! Denn wir verlieren dadurch vollkommen aus dem Blick, dass Krankheit eine Notlage bedeutet, die primär Hilfe erfordert und keine Bestrafung. Wenn man Krankheit einseitig als Folge von unzureichender Eigenverantwortung versteht, dann wird sie beim Kranken als ein Scheitern, als ein Versagen, als eine Schuld wahrgenommen. Krankheit wird immer mehr zur selbstverschuldeten Auffälligkeit und rückt immer weiter in die Nähe einer charakterlichen Untugend. Wir neigen heute dazu, geradezu ausschließlich das Individuum in die Pflicht zu nehmen, weil dies einem allgemeinen Credo unserer Zeit entspricht, nach der Devise: Jeder ist seines Glückes Schmied – und jeder ist nicht nur der Unternehmer seiner selbst, sondern auch der Gesundheitsmanager seiner selbst.

Ebenso wenig wie Gesundheit nur eine Leistung darstellt, sollte Krankheit mit Begriffen der Schuld und Strafe in Verbindung gebracht werden. Man würde damit eine grundlegende und nicht gerechtfertigte Entsolidarisierung einleiten! Es gilt vielmehr, positive Anreize zu schaffen, ohne gleichzeitig zu signalisieren, dass man sich von den Krankgewordenen distanzieren möchte. Es gilt, mit anderen Worten, zu motivieren und nicht mit Strafe zu drohen. So stellt es doch einen großen Unterschied dar, ob man eine Präventionskampagne startet, um Gesundheit zu *fördern*, oder ob man sie startet, um Gesundheit zu *fordern*. Der Grat zwischen Fördern und Fordern ist nicht nur semantisch sehr schmal. Eine Gesundheit fordernde Gesellschaft wird die sozialen Unterschiede in der Gesellschaft weiter vertiefen. Die Privilegierten haben entsprechende Ressourcen, um sich so zu verhalten, wie es dem Ideal einer auf Leistung ausgerichteten Gesundheitsgesellschaft entspricht. Die ohnehin benachteiligten Gruppen in der Gesellschaft werden dagegen aufgrund ihrer viel geringeren Ressourcen noch weiter abgehängt. Ich plädiere daher dafür, dass sich die Politik nicht einfach darauf zurückziehen darf, die Verantwortung für seine Gesundheit ausschließlich dem Individuum zu übertragen. Sie muss auch verhindern, dass die an sich richtige Betonung der Eigenverantwortlichkeit nicht allmählich zu einer sanktionsbewehrten Einforderung von Gesundheit mutiert. Selbst wenn man dem technizistischen Glauben an das ideale Gesundheitsverhalten folgt, ist es doch sehr schwierig, Gesundheit und damit auch gesundheitsförderndes Verhalten konkret zu definieren, nicht zuletzt deswegen, weil individuelles Verhalten und soziale Verhältnisse miteinander verschränkt sind. Die Politik kann zwar negative Aufrufe wie »Nicht Rauchen!«, »Nicht Trinken!« formulieren – aber wenn es um die Bestimmung positiven Verhaltens geht, wird es schon schwieriger. Die Vorstellung, Gesundheit sei eine positiv definierbare, individuell erzielbare Leistung und könne zur Pflicht gemacht werden, halte ich daher für eine irrige Annahme. Mögliche Konsequenzen einer solchen »Gesundheitsdiktatur« hat die Schriftstellerin Juli Zeh in ihrem Roman *Corpus Delicti* (2009) skizziert.

Vertrauen in das soziale Band

Das Konzept der Aktivierung des Patienten kann angesichts einer akuten Erkrankung je nach Patient ziemlich unangemessen sein. Sicher gibt es auch Patienten, die sofort ihre Orientierung erlangen und entsprechend »empowered« werden können. Aber viele Patienten müssen in ihrer Not erst einmal als kranke Personen anerkannt werden, als Personen, die leidend sind und sich in ihrem Leid auch »schwach« fühlen dürfen, und zwar ohne dass sie ausgerechnet von Vertretern der Heilberufe dazu angetrieben werden, aktiv zu werden. Erst wenn man dem Kranken die Freiheit gibt, auch Patient im ursprünglichen Wortsinn sein zu dürfen – das Wort »Patient« stammt vom lateinischen *patiens*: geduldig, aushaltend, leidend – kann man die Hoffnung formulieren, dass er zu einer neuen Mündigkeit zurückfindet und der Aktivierung wieder zugänglich wird. Keinesfalls jedoch darf das Konzept der Gesundheitskompetenz im Sinne der Aktivierung und der Eigenverantwortung undifferenziert als Generalparadigma auf alle Menschen übertragen werden.

Mit anderen Worten: Eigenverantwortung ist richtig und wichtig, aber sie funktioniert nur dann, wenn sie an gemeinsame Verantwortung und damit an eine Gemeinwohlorientierung gekoppelt wird. Wir können nur dann ein eigenverantwortliches Verhalten erlernen, wenn wir vorher gelernt haben zu vertrauen, und zwar darauf, dass die Gesellschaft sich mit uns solidarisiert, dass sie uns braucht und aus tiefer Überzeugung für uns eintritt. Je mehr uns über das Eigenverantwortungsparadigma suggeriert wird, dass wir unser Recht auf Hilfe auch verwirkt haben könnten, desto mehr werden wir uns erst recht demotiviert fühlen und uns zurückziehen. Ein Beispiel: Was werden krankhaft fettleibige Menschen denken und vor allem fühlen, wenn sie immer wieder in den Medien hören, dass Adipositas (»Fettsucht«) eine große finanzielle Belastung für die Gesellschaft darstelle? Und wenn über die Betonung der Eigenverantwortung insgeheim der Irrglaube transportiert wird, dass sie vor allem Resultat eines fehlenden Willens sei? Diese Menschen werden dadurch nicht zu eigenverantwortlichem Handeln motiviert; sie werden in die Frustration, ja Depression entlassen und vollständig demotiviert.

Um Eigenverantwortung übernehmen zu können, bedarf es einer positiven Motivation, es bedarf der Grundempfindung, dass es sich lohnt, in dieser Gesellschaft zu leben, dass man sich getragen weiß von seiner Umwelt. Eigenverantwortung kann nur gedeihen, wenn sie gestützt wird durch eine gemeinsam gespürte Verantwortung. Ohne eine solche verdorrt jeder Keim der Eigenverantwortung. Bildlich gesprochen verstehe ich die Eigenverantwortung wie eine Blüte, die sich entfalten kann, sofern der ganze Stamm der Persönlichkeit genügend gepflegt worden ist. Eigenverantwortung ist die Ernte, die man einfahren kann, wenn man zuvor der ganzen Person Zuversicht, Selbstwertgefühl und innere Stärke mitgegeben hat.

Gesundheitskompetenz ist mehr Haltung als Wissen

Kompetenz im Sinne einer Stärkung der Autonomie des Patienten ist etwas, das man erst erlernen muss. Und sie hat nicht nur mit der Zugänglichkeit und der Verarbeitung von Informationen zu tun, sondern in erster Linie etwas mit Grundhaltungen: Wie kann ich Veränderungen begegnen? Bin ich fähig, mich auch als angewiesen zu erfahren, ohne dies ausschließlich als einen Verlust meiner Selbstbestimmung zu begreifen? Kompetent kann nach meiner Überzeugung nur eine Person sein, die einen so souveränen Umgang mit ihrer Krankheit erlernt hat, dass sie sich nicht allzu sehr darauf versteift, ihre vollständige Funktionstüchtigkeit wiederherzustellen, sondern lernt, sich mit dem Unabänderlichen so anzufreunden, dass sie selbst im Kranksein ihre eigenen Gestaltungspotenziale entdeckt. Dazu gehört die Fähigkeit, das Krankgewordensein nicht als Kränkung und die Angewiesenheit auf Andere nicht als Ende der eigenen Perspektiven zu empfinden. Die beste Kompetenz erreichen kranke Menschen dann, wenn sie nicht nur »aktiviert« werden, sondern wenn ihnen so viel Beistand und Begleitung zuteilwird, dass sie dadurch mit ihrer Krankheit gut zu leben lernen.

Ich erfahre immer wieder, dass gerade schwerkranke Patienten, zum Beispiel Krebspatienten, dazu neigen, dem Urteil ihres Arztes zu vertrauen und Entscheidungen an ihn zu delegieren. So muss man, wie an so vielen anderen Stellen, auch hier anerkennen, dass man nicht alle Menschen über einen Kamm scheren kann und dass es nicht damit getan ist, Informationsbroschüren zu bestimmten medizinischen Befunden zu verfassen und den Patienten dann mit diesen Broschüren alleinezulassen. Man wird dem Kranken nur dann gerecht, wenn man auch als Ärztin oder Arzt Verantwortung verspürt. Die Patienten haben eine Eigenverantwortung, aber die Überbetonung dieser Verantwortung könnte die Heilberufe dazu verleiten, ihre Verantwortung als helfende Berufe zu vernachlässigen. Das wäre dann die Konsequenz des Kults der Eigenverantwortung: dass auf diese Weise am Ende alle Verantwortung auf dem Einzelnen lastet und die Heilberufe selbst ihre professionelle Verantwortung nicht mehr richtig verinnerlichen. »›Verantwortung‹ ist ein knappes Gut«, notiert auch der Frankfurter Soziologe Helmut Dubiel, der selbst mit 46 Jahren an Parkinson erkrankte, in seinem der Auseinandersetzung mit seiner Krankheit entsprungenen Buch *Tief im Hirn*: »Sie kann nicht jemandem aufgebürdet werden, ohne sie anderswo wegzunehmen.« Die überstrapazierte Verantwortlichkeit des Einzelnen könnte, so legt er nahe, »ihre Kehrseite in der neuen ›Unverantwortlichkeit‹ von Instanzen wie Staat, Krankenfürsorge und -pflege [haben], die in den vergangenen Jahrzehnten in allen hypermodernen Gesellschaften Einzug gehalten hat.«[40] Gerade gegen das schleichende Aufkommen struktureller Unverantwortlichkeiten sollten Ärzte und Patienten lernen, sich als Partner zu begreifen.

Kompetenz im Umgang mit Beschränkungen

Was bedeuten also Freiheit und Verantwortung, was meint Gesundheitskompetenz vor diesem Hintergrund? Für den krank gewordenen Menschen heißt es, dass der Appell nach Eigenverantwortung niemals bedeuten darf, ihn einfach seinem Schicksal zu überlassen. Vielmehr müssen nach meinem Dafürhalten alle Heilberufe unmissverständlich die Bereitschaft signalisieren, Verantwortung für ihre Patienten zu übernehmen. Und auch die Gesellschaft darf sich der Verantwortung für die in Bedrängnis Geratenen nicht entziehen, sondern sollte alles dafür tun, ihren Blick für voreilige Überspannungen des Aktivierungsmodells zu schärfen. Das bedeutet auch und nicht zuletzt zu erkennen, dass sich der Staat mit dieser einseitigen Konzentrierung auf Aktivierung und Eigenverantwortung insgeheim den klassischen Marktgesetzen unterwirft und eine marktwirtschaftliche Denkweise übernimmt, die gerade für kranke Menschen katastrophal sein kann.

Für den Gesunden könnte Gesundheitskompetenz bedeuten, nicht dem Ideal vollständigen Wohlbefindens hinterherzulaufen, sondern zu lernen, mit den Grenzen umzugehen. Sie könnte bedeuten, sich nicht ausgeliefert zu fühlen, sondern auch in prekären Verhältnissen und unter widrigen Startbedingungen zu realisieren, dass jeder von uns Potenziale hat. Diese Potenziale zu nutzen hängt nicht nur vom Geld ab, sondern auch von der inneren Einstellung, vom Gefühl, einfach Freude am eigenen Sein entwickeln zu können. Der französische Arzt und Philosoph Georges Canguilhem (1904–1995) hat Gesundheit ganz in diesem Sinne als eine Art Sicherheitsreserve von Reaktionsmöglichkeiten definiert:

> *»Der gesunde Mensch misst seine Gesundheit an der Fähigkeit, die Krisen seines Organismus zu überstehen und eine neue Ordnung zu etablieren.«*

Gesundheit, so denke ich, ist nicht ein Zustand der Abwesenheit von Krankheit, sondern einer, in dem Krankheitsrisiken und Krankheitszustände als integraler Bestandteil des Lebens Berücksichtigung finden können. Daher würde ich dafür plädieren, Gesundheit als eine Befähigung des Menschen zu beschreiben, sich zu seinen Beschränkungen und sogar zu Funktionseinbußen in einer Weise zu verhalten, dass diese in das eigene Lebenskonzept integriert werden. Gesund ist nicht, wer keine Beeinträchtigung hat, sondern, wer einen kreativen Umgang mit seiner eigenen Begrenztheit und seiner grundsätzlichen Versehrbarkeit gefunden hat. Gesund wäre also jemand, der sich – auch wenn nicht alles gleichermaßen »funktioniert« – nicht ausschließlich durch seine Krankheit bestimmt und sich nicht als ausgeliefert betrachtet. Dies hat Viktor von Weizsäcker (1886–1957), der deutsche Mediziner und Begründer der psychosomatischen Medizin, auf den Punkt gebracht, als er sagte: »Das Geheimnis Gesundheit ist nicht ein Kapital, das man aufzehren kann, sondern sie ist nur dort vorhanden, wo sie in jedem Augenblick des Lebens erzeugt wird.«

Wir leben zwar in einer Gesellschaft, in der die Gesundheit sehr hochgeschätzt wird, aber es wäre tragisch, wenn der Mensch nicht realisierte, dass er auch angesichts von Funktionseinschränkungen ein volles Leben führen kann, sofern es ihm gelingt, sich auf seine inneren Potenziale zu besinnen, die Funktionseinschränkungen zu bewältigen. In jedem Fall ist es von größter Bedeutung, wenn wir realisieren, dass Gesundheit nichts ist, das man einfach machen oder allein mit gutem Willen garantiert behalten kann. Gesundheit ist letzten Endes ein Geschenk, das man unverdientermaßen erhalten hat und das man deswegen jeden Tag in Freude, ja vielleicht sogar in Dankbarkeit zu hüten hat.

Eigenverantwortung durch Sorge

Und was bedeutet das für die Medizin? Die Medizin bezog ihr zentrales Selbstverständnis bisher aus dem unumstößlichen Ethos, auf der Seite des Patienten zu stehen, ihm fraglos Hilfe anzubieten. Es ist diese Fraglosigkeit des Helfens, die das Vertrauen in die Humanität der Medizin begründet hat, ja die gesamte Medizin als Garanten der Humanität erscheinen ließ.[41] Heute wird diese Fraglosigkeit des Helfens sukzessive außer Kraft gesetzt, und dies geschieht auf eine sehr subtile Weise. Daher müssen die Ärztinnen und Ärzte nach meinem Empfinden deutlich signalisieren, dass sie nie Abschied nehmen werden von ihrer Hauptaufgabe, die darin besteht, den Patienten die unauflösbare Verbindlichkeit zu geben, die sie als Patienten brauchen: Sie werden nicht im Stich gelassen! Erst in dem tiefen Bewusstsein, dass die Medizin sich vorbehaltlos auf der Seite des Patienten weiß, werden Patienten sich gestärkt fühlen, etwas für ihre eigene Gesundheit zu tun.

Die größte Gefahr eines zu einseitigen Kults der Eigenverantwortung liegt somit darin, dass unsere Gesellschaft versucht sein könnte, unter Verweis auf die Verantwortung des Einzelnen eine soziale Errungenschaft aufzugeben, nämlich die Errungenschaft der Solidarität. Ein zu einseitiges Pathos der Eigenverantwortung könnte am Ende einmünden in eine Erosion des Gemeinsinns, in einen Zerfall der verbindenden Kräfte in unserer Gesellschaft, in einen Bruch des Gemeinschaftsgefühls aller Menschen untereinander. Jeder von uns kann nur dann eigenverantwortlich handeln, wenn er sich getragen weiß von der Verlässlichkeit der sozialen Bindungen, wenn er um einen stabilen Bezugsrahmen weiß. Der Kult der Eigenverantwortung lässt diesen gemeinschaftsorientierten Bezugsrahmen immer brüchiger werden und treibt viele Menschen in eine Atmosphäre der Bedrohung und der Angst, nämlich der Angst vor sozialer Kälte. Angst und Bedrohung aber sind keine guten Grundlagen dafür, zu eigenverantwortlichem Handeln zu motivieren. Deswegen muss das Konzept der Aktivierung und der Eigenverantwortung mit Augenmaß verfolgt werden. Es darf nicht so sehr überstrapaziert werden, dass am Ende ein grundsätzlich guter Gedanke in seiner Totalisierung zu verheerenden Folgen führt, nämlich zu einer sozialen Desintegration. Es gibt heute geteilte Werte, die nicht in dem Schlagwort des Unternehmers seiner selbst eingefasst werden können. Es gibt Werte, die über den Wert des persönlich-ökonomischen Erfolgs hinausgehen. Und das Bewusstsein um die Solidarität mit denjenigen, denen es schlecht geht, ist ein solcher unbezahlbarer Wert. Davon bin ich zuinnerst überzeugt!

Gerade die gegenwärtige Ära der Ökonomisierung, Individualisierung und Entsolidarisierung ist für den sozialen Charakter der Medizin eine große Herausforderung, weil zu befürchten ist, dass die Medizin sich dadurch grundlegend verändert und sich von ihrem genuin helfenden, sozialen Auftrag entfernt, um am Ende vom Helfer zum Richter über den Patienten zu mutieren. Es bleibt zwar eine zentrale Anforderung an die Medizin, Patienten dabei zu helfen, zu einer gesundheitsfördernden Lebensweise zu gelangen. Aber gleichzeitig sollte das Bewusstsein bewahrt werden, dass die medizinische Hilfe für kranke Menschen nicht mit der Diskussion einer etwaigen individuellen Schuld verknüpft werden kann – auch wenn diese hier und da offenkundig sein mag. Aus guten Gründen folgt ärztliches Handeln von jeher dem Ideal des bedingungslos Helfenden. Versuche, dieses Paradigma aufzuweichen, rütteln an den Grundfesten der Medizin als sozialer Praxis.

Damit die Medizin Anwältin des Patienten bleiben kann, braucht sie zugleich Rahmenbedingungen, die es ihr ermöglichen, in Beziehungen zum Patienten zu investieren, ohne gleich Belege beibringen zu müssen, dass sich dieses Investieren in Beziehungen unmittelbar ausgezahlt hat. Die Investition in die Förderung der Eigenverantwortung durch die Beziehung zum Patienten ist eine goldene Investition in die Zukunft und sollte als Eigenwert und ohne unmittelbare Renditeerwartung auch vom System honoriert werden. Denn diese Beziehung zum Patienten ist es, die die Chance in sich birgt, dass dadurch eine Verantwortungsfähigkeit ermöglicht wird, eine Befähigung, die erst durch eine soziale Unterstützung hin zur Eigenverantwortung heranwachsen kann. Daher lautet die ethische Devise für die Zukunft: Nicht Eigenverantwortung *statt* Sorge, sondern Eigenverantwortung *durch* Sorge! Und zu nichts anderem ist die Medizin stärker verpflichtet als zu dieser bedingungslosen Sorge für den bedürftigen Menschen.

Kapitel 5: Organspende in der Vertrauenskrise

Dass die Transplantationsmedizin von ihrer Grundintention her einen humanen Zweck verfolgt, ist in letzter Zeit durch die Enthüllung verschiedener Fälschungsskandale in den Hintergrund gerückt. Dem daraus entstandenen Misstrauen ist jedoch nicht einfach mit einer Verschärfung der Kontrollen oder gar moralischen Appellen zu begegnen. Statt dessen gilt es, in dem ganzen System Transplantationsmedizin einen Vertrauen erweckenden Umgang zu etablieren: durch ein Ernstnehmen der Sorgen, Befürchtungen und Bedürfnisse aller Beteiligten, durch einen offenen Umgang mit dem Kriterium des Hirntodes sowie durch eine Kultur der Trauer und des Abschieds. Denn auch bei der Organspende handelt es sich nicht um einen rein technischen Vorgang, sondern letztlich um ein Beziehungsgeschehen – zwischen einem Menschen, der spendet, und einem, der in tiefer Dankbarkeit empfängt.

Im Oktober 2012 kam eine Prüfkommission der Bundesärztekammer zu dem Ergebnis, dass in den Jahren 2010 und 2011 in vier von 24 deutschen Lebertransplantationszentren systematisch gegen die Richtlinien der Transplantationsmedizin verstoßen wurde. So wurden Spenderorgane nicht nach medizinischer Notwendigkeit und Dringlichkeit vergeben und Ärzte fälschten Krankendaten, um bestimmte Patienten bei Spenderlebern zu bevorzugen. Die Bevölkerung hat überaus sensibel auf diese Fälschungsskandale reagiert: Die Zahl der Organspenden sank um knapp 13 Prozent auf den niedrigsten Stand seit 2002. Diese Reaktion ist zunächst auch verständlich: Man gibt seine Organe nur dann freiwillig her, wenn man den Menschen und zugleich dem System blind vertrauen kann. Die mediale Aufbereitung der inakzeptablen Verfehlungen mancher Ärzte war aber andererseits so reißerisch und verallgemeinernd, dass am Ende alle an der Transplantationsmedizin Beteiligten als potenzielle

Betrüger in Frage kamen und eine wirklich differenzierte Auseinandersetzung kaum mehr stattgefunden hat.

Stattdessen folgten zahlreiche Vorschläge im Hinblick auf einzuführende Kontrollen. Kontrollen sind zweifellos wichtig, zugleich sollte man nicht der Illusion verfallen, dass sich allein durch Kontrollen wieder ein grundlegendes Vertrauen der Bevölkerung erreichen lässt. Sie dienen lediglich der Sicherheit. Und Sicherheit ist unabdingbar, aber Sicherheit alleine begründet noch kein Vertrauen. Vertrauen bedeutet, dass man bereit ist, gute Motive zu unterstellen, und zwar selbst dann, wenn man diese weder nachweisen noch garantieren kann. Das ist der springende Punkt in dieser Debatte! Es wird zwar von Vertrauen gesprochen, aber statt des Vertrauens wird der Vertrag als Lösung gewählt: die vertragliche Vereinbarung, sich an diese und jene Regel zu halten. Selbstverständlich ist es unabdingbar, dass man sich an Regeln hält, aber allein durch die Regelbefolgung hat sich die Transplantationsmedizin längst nicht als vertrauenswürdig erwiesen. Vertrauen wird nicht nur darüber hergestellt, dass man Regeln befolgt, Vertrauen richtet sich in erster Linie auf die Motivation, die Grundhaltung, die Persönlichkeit und den alltäglichen Umgang. Daher liegt die größte Herausforderung der gegenwärtigen Vertrauenskrise in der Transplantationsmedizin nicht nur in der zu etablierenden Kontrolle von Verhalten, sondern darin, eine Kultur des Umgangs mit dieser Thematik zu etablieren, die Vertrauen erweckend sein, eine Kultur, die mehr als eine verschärfte Kontrolle umfassen muss.

Vertrauensbedingungen

Zunächst ist die Manipulation von Daten, wie sie von verschiedenen Ärzten durchgeführt wurde, zweifellos ein individuelles Vergehen, das geahndet werden muss. Und doch darf man es nicht bei der Individualisierung belassen, da das Problem tiefer greift, als es der Rekurs auf eine persönliche Verfehlung glauben machen möchte.

Genauer betrachtet handelt es sich um ein systemisches Problem, um die Tatsache, dass diejenigen belohnt werden, die viel operieren, mit der Folge, dass viel zu transplantieren zum Muss und manchmal sogar zur Frage des institutionellen Überlebens wird. Auf diese Weise entsteht ein Klima, in dem einige charakterlich schwache Menschen zu Betrügern werden.

Falsche Anreize ausschalten

Daher darf man es meines Erachtens nicht bei der Bestrafung Einzelner belassen, sondern man muss das System als Ganzes überdenken: Das System, das zu sehr auf Konkurrenz untereinander ausgerichtet ist, das Mindestmengen kennt, das System, das Anreize dafür schafft, die Transplantationszahlen zu steigern, und das sogar die Vergütung der Ärzte von der Zahl der Operationen abhängig macht. Gerade diese Anreize sind unheilvoll und sehr gefährlich. Sie sind unheilvoll, weil sie die Ärztinnen und Ärzte dazu verleiten, das rein Medizinische zu verlassen und medizinfremden Zielen, also eigenen Gewinn- oder Prestigeinteressen immer mehr Raum zu lassen.

Vertrauen schafft man nicht nur durch Bestrafung Einzelner, sondern auch und vor allem dadurch, dass man das System »Transplantationsmedizin« kritisch überdenkt.

Ärzte dürfen daher schon vom System her überhaupt nicht in die Versuchung gebracht werden, andere Kriterien als rein medizinische in die Waagschale zu werfen. So sind Bonuszahlungen, die sich an nichtmedizinischen Kriterien orientieren, in meinen Augen strikt abzulehnen. Auch die Fallzahlerhöhung stellt eindeutig kein medizinisches Ziel dar, sondern ein ökonomisches. Ein medizinisches Ziel wäre es dagegen, die Qualität der Behandlung zu erhöhen, und zwar einer Qualität, die sich langfristig niederschlägt. In Arbeitsverträgen mehr Geld für mehr Operationen anzubieten, bedeutet dagegen letztlich nichts anderes, als dass der Anbieter dieses Geldes davon ausgeht, dass der Arzt grundsätzlich korrumpierbar ist und sich durch das Honorarangebot in seiner Indikationsstellung lenken und steuern lässt.

Sorgen und Befürchtungen müssen ernst genommen werden

Ein zweiter vertrauensbildender Aspekt ist die Voraussetzung von Aufklärung und Transparenz. »Transparenz« wird dabei nicht einfach dadurch erreicht, dass alle Zahlen veröffentlicht und sämtliche Prozesse abgebildet werden. Das ist *auch* wichtig. Noch wichtiger aber ist es, dass die Bevölkerung das Gefühl bekommt, dass ihre Fragen, Sorgen und Befürchtungen auf eine authentische Weise ernst genommen werden. In diesem Zusammenhang liegt mir daran zu erinnern, dass sich die Vertrauenskrise zwar durch die Fälschungsskandale verschärft hat, die Spendenbereitschaft der Deutschen trotz des eindeutig guten Zwecks jedoch im europäischen Vergleich immer schon recht niedrig gewesen ist. Das neue Gesetz wurde ja überhaupt erst deshalb auf den Weg gebracht.

Am 1. November 2012 ist das »Gesetz zur Regelung der Entscheidungslösung im Transplantationsgesetz« in Kraft getreten. Nun fragen die gesetzlichen wie die privaten Krankenkassen alle Versicherten ab 16 Jahren regelmäßig schriftlich an, ob sie im Falle ihres Hirntodes Organe spenden wollen. Damit wird das Ziel, die Organspendebereitschaft in Deutschland zu erhöhen, gesetzlich verankert. Das Gesetz »sieht eine breite Aufklärung der Bevölkerung über die Möglichkeiten der Organ- und Gewebespende vor«. (www.bmg.bund.de)

Man macht es sich also zu einfach, wenn man annimmt, dass der Organspendeausweis aus reiner Bequemlichkeit nicht ausgefüllt wird.

Dahinter verbirgt sich bei vielen Menschen vielmehr eine Grundhaltung des Zögerns, des Zweifelns, der Unsicherheit und auch des fehlenden Grundvertrauens. Nun hat man versucht, dieses dadurch abzufangen, dass man moralische Appelle startet. Das klingt zunächst nachvollziehbar und ganz vernünftig. Aber solche Appelle sind Gift für das Vertrauensverhältnis. Ein Appell signalisiert, dass man ein schlechtes Gewissen bekommen soll, wenn man nicht spendet. Er signalisiert, dass es sich gar nicht um eine persönliche Entscheidung handelt, weil der moralische Appell bereits vorschreibt, welche Entscheidung die »richtige« ist. Durch eine auf diese Weise suggerierte Eindeutigkeit fühlt man sich erst recht unwohl und unter Druck gesetzt. Wir können uns dies auch lebensweltlich vorstellen. Wenn ein Mensch innerlich zweifelt, ob er einem anderen Menschen einen Gefallen tun soll, und Letzterer ihm ein schlechtes Gewissen zu machen beginnt für den Fall, dass er ihm die Bitte abschlägt – dann hätte das zur Folge, dass der Zweifelnde sich zurückzieht und der Bitte erst recht nicht nachkommt. Viel angemessener wäre es daher, mit dem zaudernden Menschen über sein Zaudern zu sprechen, zu klären, worin seine Unsicherheit besteht und wie man sie gegebenenfalls abbauen kann.

Die Vorführung von Menschen, denen es schlecht geht und denen mit einer Spende geholfen werden kann, erzeugt zwar Betroffenheit, kann aber den inneren Konflikt nicht auflösen und führt allenfalls zu einer »Übertölpelung«, nicht aber zu einer innerlich gereiften Entscheidung. Die Übertölpelung beginnt schon mit den verwendeten Begrifflichkeiten. In den Medien werden immer wieder Kranke gezeigt, die auf ein Organ warten. Und es wird immer wieder betont, dass diese Kranken deswegen sterben müssen, weil es nicht genügend Spender gibt. Aber schon diese stilisierte Kausalität ist sachlich falsch. Die Menschen sterben nicht an den fehlenden Organen, sondern an ihrer Grundkrankheit. Das ist ein großer Unterschied. Und wenn man eine solche Kausalität herstellt, so bedeutet das nichts anderes, als dass das Spenden eines Organs implizit erwartet wird und es daher der Normalität entspreche, zu spenden. Der Tod eines

Menschen auf der Warteliste wird nicht als ein natürlicher Tod infolge einer schweren Erkrankung gedeutet, sondern nur noch als Auswirkung einer zu niedrigen Spendebereitschaft. Ab wann aber kann man überhaupt von einer »zu niedrigen« Spendebereitschaft sprechen? Kann es eine solche überhaupt geben? Ist nicht schon der Ausdruck verräterisch, weil man damit ja im Grunde sagt, dass die Spende keineswegs etwas ganz Privates, absolut Freiwilliges und dem Willen des Staates radikal Entzogenes bleiben soll, sondern vielmehr einer moralischen Verpflichtung gleichkommt? Und mehr noch: Man spricht von einer Organ-»Spende« und bringt mit diesem Begriff eigentlich zum Ausdruck, dass die Spende eben nichts anderes sein kann als eine Gabe. Jede Spende soll, dem Begriff nach, eine Gabe, ein Geschenk sein. Sogar juristisch wird die Spende als eine Schenkung betrachtet. Wie aber kann die Spende ein Geschenk sein, wenn von einem »Bedarf« an Organen gesprochen wird? Kann es einen Bedarf an Geschenken geben? Ist das nicht ein Widerspruch in sich selbst?

Die Spende darf nicht zur Bürgerpflicht werden

Die ganze Art der Debatte zeigt auf, dass die Politik und die Medizin den Gabecharakter der Spende eigentlich aufheben und diese implizit in die Nähe einer Bürgerpflicht rücken wollen. Der Begriff der Spende impliziert eigentlich, dass diese Spende eher ein singuläres Ereignis, ein Ausnahmefall, zumindest etwas Besonderes ist. Wenn man jetzt aber aus der Singularität der großzügigen Spende einen Regelfall, eine Selbstverständlichkeit und Normalität machen möchte, dann verlässt man den Bereich der Spende und tritt in einen ganz anderen Bereich, nämlich den der Bürgerpflicht, ein.

Die Transplantationsmedizin verspielt daher ihr Potenzial, wenn sie versteckte moralische Appelle startet und damit Bürgern ein schlechtes Gewissen einimpft, ohne mit der Bevölkerung über die tiefer sitzenden Ängste offen und ehrlich zu sprechen. Die Transplantationsmedizin verfolgt hehre Ziele und leistet wertvolle Arbeit

– sie hat eigentlich nichts zu verbergen! Sie sollte daher über alle Zweifel der nichtmedizinischen Öffentlichkeit ganz offen sprechen. Die allermeisten Zweifel lassen sich dann rasch zerstreuen. Man denke nur an die sehr weit verbreitete Angst, dass man als potenzieller Organspender zu früh von Therapiemöglichkeiten ausgeschlossen wird. Solche Zweifel können leicht aufgefangen werden, weil sie nicht begründet sind. Aber es wäre wiederum ein Vertrauen gefährdendes Verhalten, wenn man dazu überginge, alle Zweifel der Bevölkerung einfach als irrational abzutun. Viele Zweifel müssen sehr ernst genommen werden und dürfen nicht bagatellisiert oder mit einem Satz vom Tisch gewischt werden. Man muss sich vielmehr mit ihnen näher auseinandersetzen. Und mit diesen Zweifeln meine ich alle Zweifel, die den Betroffenen selbst, den Spender, betreffen.

In den Debatten um die Organspende überwog bislang immer die Perspektive der Empfänger. Und zwar deshalb, weil man irrigerweise davon ausging, dass es notwendig für die Spendenbereitschaft sei, die Spende zu moralisieren. Die Medien haben das aufgegriffen, weil man damit große Betroffenheit hervorrufen kann. Das aber hat dazu geführt, dass die Perspektive der Spender viel zu oft vernachlässigt wurde. Das ist eine fatale Entwicklung, da ein potenzieller Spender genau jene Fragen stellt, die ihn und sein Schicksal betreffen, etwa: Wie wird es mir ergehen? Was wird mit mir gemacht? Wie ergeht es meinen Angehörigen? Die Transplantationsmedizin hat diese Fragen nicht offensiv genug aufgegriffen, obwohl sie keinen Grund hat, irgendetwas zu verschweigen. Vielmehr ist es ihr Auftrag, offen darüber zu sprechen, was es wirklich für den Betroffenen bedeutet, wenn er spendet: dass der Betroffene auf einen friedlichen Abschluss seines Sterbens verzichten muss, dass er darauf verzichten muss, dass seine Angehörigen in einer Atmosphäre der Ruhe von ihm Abschied nehmen, dass der Betroffene am Ende an Maschinen angeschlossen, beatmet und nicht in Ruhe gelassen wird, dass der Betroffene am Ende für kurze Zeit als Ressource für verwertbare Organe gesehen wird und nicht als ein unverfügbares Individuum, dass der Betroffene am Ende Medikamente bekommt, beatmet und gepflegt wird, und zwar nicht, weil dies gut für ihn ist, sondern weil nur so seine Organe verwertet werden können. Das Spenden eines Organs ist mit einem Verzicht, einem Opfer verbunden, und über diese Opfer wird kaum gesprochen, weil man befürchtet, dass das Aussprechen dieser Wahrheiten die Spendebereitschaft verringern würde. Damit unterschätzt die Medizin aber die altruistische Einstellung vieler Menschen, die durchaus bereit wären, diese Opfer für einen guten Zweck auf sich zu nehmen, die aber ernst genommen werden, über die faktischen Opfer ehrlich aufgeklärt und nicht beschwichtigt werden möchten.

Ist der Hirntod der Tod des Menschen?

Über noch etwas muss die Medizin offen sprechen: über den Hirntod. Viele Menschen, die vom Organspenden überzeugt sind, gehen davon aus, dass sie »ja sowieso tot« seien, wenn die Organe entnommen werden. Sie gehen davon aus, dass sie als Leichen zur Verfügung stehen, haben jedoch kein ausreichendes Bild vom Status des Hirntoten. Viele Menschen, die sich zur Organspende entschließen, wissen gar nicht genau, was es mit dem Hirntod auf sich hat. Es ist ihnen nicht klar, dass sich Hirntote in ihrem äußeren Erscheinungsbild kaum von beatmeten Nachbarpatienten unterscheiden, die bald wieder von der Beatmungsmaschine wegkommen und gesund werden können. Dass sie also rein phänomenologisch als Lebende erscheinen, ist vielen Menschen nicht wirklich bewusst, weil über den Hirntod nicht offen gesprochen wird. Aber man muss über ihn sprechen.

Wenn die Transplantationsmedizin diese Aufklärung nicht selbst übernimmt, dann wird erst recht eine Situation der Unsicherheit und Unklarheit erzeugt, in der dann viele Gerüchte kursieren. Aber diese Diskussionen müssen mit Augenmaß geführt werden. Es hilft nicht weiter, wenn man einfach sagt, dass der Hirntod schlichtweg der Tod des Menschen ist. Das ist zwar gesetzlich so festgelegt worden und daher auch formal korrekt, aber lebensweltlich ist diese

Gleichsetzung dennoch eine Herausforderung für die Betroffenen. Die Medizin muss von sich aus darauf hinweisen, dass hirntote Menschen zwar definitorisch tot sind und sich definitiv in einem unumkehrbaren Prozess befinden, dass sie aber lebensweltlich nicht als Tote wahrgenommen werden können. Es tut sich hier eine Kluft auf zwischen dem medizinisch-wissenschaftlich Beschriebenen und Definierten und der tatsächlichen Wahrnehmung. Die Medizin selbst also muss den Menschen helfen, mit dieser Dissonanz zwischen naturwissenschaftlicher Definition und lebensweltlicher Wahrnehmung umzugehen. Das ist auch möglich, solange man verdeutlicht, dass dieser Prozess unumkehrbar ist. Aber man muss über den Unterschied zwischen dem Hirntoten und der Leiche sprechen. Und man muss verdeutlichen, dass man sich auch und gerade für den Hirntoten verantwortlich fühlt, dass man ihm Respekt entgegenbringen und ihn nie zur verfügbaren Sache erklären wird.

Die Definition des Hirntodes

Bezeichnenderweise wurde die Debatte um den Hirntod und dessen Definition nicht zu allererst im Kontext der Transplantation geführt. Erstmals Erwähnung fand er, als man in den 1950er Jahren die ersten Beatmungsgeräte einführte und sich dann immer wieder die Frage stellte, wie lange man die künstliche Beatmung aufrechterhalten bzw. wann man die Beatmung einstellen könne. In diesem Zusammenhang kam man auf die Idee zu sagen, dass die Beatmung nur so lange Sinn mache, wie das Gehirn funktionsfähig sei. Als also eine Kommission an der Harvard Medical School 1968 den Hirntod als Tod des Menschen definierte, erfolgte dies primär im Kontext der passiven Sterbehilfe. Es ist insofern historisch nicht korrekt, wenn man sagt, der Hirntod wurde nur erfunden, um transplantieren zu können. Gleichwohl bemächtigten sich die Chirurgen dieser Definition: Bald fungierte der Hirntod auch in der Transplantationsmedizin als Kriterium für die Explantation, das heißt die Entnahme eines oder mehrerer Organe. Seit 1968 galt es als erwiesen, dass der Hirntod der Tod des Menschen sei. Die Kommission betonte, dass ab dem Moment, da das Gehirn ausgefallen sei, man nicht nur davon ausgehen könne, dass der Sterbeprozess irreversibel, das heißt unumkehrbar, sei, sondern dass auch und vor allem ein Zusammenbruch des gesamten Organismus stattfinde. Die These dieser Kommission bestand also darin, dass das Gehirn das Zentralorgan sei, das sozusagen als »Integrator« des Gesamtorganismus fungiert habe. Der Tod des Gehirns sei daher die Auflösung des Gesamtganzen, das Ende des Organismus im Sinne des Funktionsganzen.[42]

Bis dahin musste man sich über den genauen Zeitpunkt und Verlauf dieses Zusammenbruchs keine Gedanken machen, weil man Menschen nach dem Herzstillstand sterben ließ. Durch das Sterbenlassen fallen mehrere Vorgänge zusammen: Das Herz bleibt stehen, das Gehirn, als das empfindlichste Organ, geht innerhalb weniger Minuten zugrunde und es tritt eine Desintegration des Gesamtorganismus ein. Diese Abläufe bilden sozusagen eine Einheit. Durch die Entwicklung der Reanimationsmöglichkeiten und der künstlichen Beatmung kam es nun zu einer Auseinanderdividierung der Prozesse. Auf der Intensivstation werden diese Prozesse nicht nur voneinander entkoppelt, sondern auch in ihrer Reihenfolge umgekehrt. Denn während beim natürlichen Tod zuerst der Kreislaufstillstand eintritt und dann das Gehirn abstirbt, ist es nun so, dass durch die Wiederbelebung zwar der Kreislauf erhalten bleibt, aber das Gehirn schon »gestorben« sein kann. Die Harvard-Kommission von 1968 machte deutlich, dass selbst dann, wenn der Kreislauf noch funktioniert, das Gehirn schon ausgefallen sein kann. Und weil das Gehirn gemäß der Kommission der Gesamtintegrator, also die Schaltstelle aller Prozesse, sei, könne man trotz der erhalten gebliebenen Kreislauffunktion nicht mehr von einem lebendigen Organismus sprechen. Viele Anhänger der Hirntoddefinition sehen in dem Körper eines Hirntoten nichts anderes als ein Konglomerat von durchbluteten Organen, die nicht länger zu einem lebendigen Organismus miteinander verbunden sind. Genau an diesem Punkt aber ist in den letzten Jahren immer wieder heftig gerüttelt worden.

In der Zwischenzeit konnte nämlich nachgewiesen werden, dass künstlich beatmete hirntote Menschen noch zahlreiche Funktionen aufweisen, die darauf hindeuten, dass auch bei ihnen noch eine körperliche Integration stattfindet. So konnte man sehen, dass bei Hirntoten noch eine Wundheilung stattfindet, dass sie Fieber entwickeln können, dass sie eine Immunabwehr haben, dass bei hirntoten Kindern eine sexuelle Reifung und ein Körperwachstum zu beobachten ist, dass Hirntote auf bestimmte Reize mit einer erhöhten Herzfrequenz und mit erhöhtem Blutdruck, ja mit der Ausschüttung von Stresshormonen reagieren und schließlich, dass hirntote Schwangere ihre Schwangerschaft über Monate aufrechterhalten und gesunde Kinder zur Welt bringen können.[43] Ferner hat man mit neuen bildgebenden Verfahren festgestellt, dass bei über zehn Prozent der hirntoten Patienten noch elektrische Hirnaktivitäten nachweisbar waren.[44] Daher lautet eine Empfehlung der Wissenschaftler, die bisherige Praxis der Hirntoddiagnostik, die vor allem klinisch durchgeführt wird, zwingend durch eine technisch-bildgebende Diagnostik zu ergänzen.[45] Durch bildgebende Verfahren wie die funktionelle Magnetresonanztomographie (fMRT) und die Positronen-Emissions-Tomographie (PET) lassen sich Hirnaktivitäten deutlich präziser und zuverlässiger feststellen.

Was ergibt sich aus diesen neuen Erkenntnissen? Sie machen deutlich, dass mit der Hirntoddiagnostik zwei unterschiedliche Probleme berührt werden. Das erste Problem ist eher einfach und betrifft die Sicherheit dieser Diagnostik. Dass man mit verbesserter Technik auch eine sicherere Diagnostik betreiben kann, ist selbstverständlich. Und daher ist es ein ganz gewöhnlicher Prozess, dass man heute über optimierte Diagnoseverfahren nachdenkt, um Fehldiagnosen zu vermeiden. Die Fehldiagnosen aber stellen ja die Hirntoddiagnostik nicht als solche in Frage, sondern nur deren Erhebung. Die zweite Frage, die diese Befunde aufwerfen, ist viel komplizierter und weitreichender. Sie lautet: Kann der Hirntod tatsächlich mit dem Tod des Menschen gleichgesetzt werden? Die Hypothese der Harvard-Kommission war ja, dass die Gleichsetzung deswegen erlaubt sei, weil das Gehirn eine integrative Funktion für den Gesamtorganismus habe. Die neuen Befunde widerlegen aber genau diese Hypothese. Sie machen deutlich, dass das Gehirn zwar ein wichtiges Organ ist, vielleicht sogar das wichtigste Organ überhaupt für die Aufrechterhaltung des menschlichen biologischen Lebens, dass aber viele komplexe Funktionen des menschlichen Lebens auch ohne intaktes Gehirn aufrechterhalten werden können. Das Gehirn ist also nicht die einzige Koordinationszentrale des Organismus, vielmehr kann sich der Organismus auch durch integrierende Funktionen aufrechterhalten, die jenseits des Gehirns liegen. Es ist also der gesamte Körper, der das Leben aufrechterhält – und nicht das Gehirn allein. Vieles deutet darauf hin, dass die zentrale Integrationsleistung des Körpers überhaupt nicht an einer bestimmten Stelle im Körper lokalisiert werden kann, sondern dass es immer eine Leistung des gesamten Organismus bleibt.

Über die Grenzen naturwissenschaftlicher Erklärungen

Die virulente Frage, die sich im Zusammenhang des Hirntodes ergibt, lautet also: Warum kann man bei hirntoten Patienten Funktionen beobachten, die man bei einem Leichnam nie finden würde? Manche Mediziner behaupten nun, dass diese beobachtbaren Funktionen eine Täuschung seien, weil sie Leben lediglich simulierten, ohne dass tatsächlich von einem lebendigen Organismus gesprochen werden könne. Sie behaupten damit nicht weniger, als dass alle beschriebenen Funktionen nur ein mechanistisches Resultat der künstlichen Aufrechterhaltung von Atmung und Kreislauf darstellten. Es fällt allerdings schwer, sich vorzustellen, dass die Tatsache, dass eine hirntote Schwangere die Schwangerschaft über Monate aufrechterhält und dann noch gesunde Kinder gebiert, derart ursächlich auf die künstliche Beatmung zurückgeführt werden kann. Täuschen diese Funktionen also ein Lebendigsein nur vor oder sind sie Ausdruck des Lebendigen?

Diese Frage ist schwer zu beantworten, weil wir uns zunächst darüber verständigen müssten, was es eigentlich bedeutet, lebendig zu sein. Die moderne Medizin versteht sich als angewandte Naturwissenschaft, und als solche neigt sie dazu, das Lebendige, ja das Leben überhaupt als eine Eigenschaft zu betrachten. Leben liegt demnach dann vor, wenn das Leben dieses und jenes *kann*, wenn es diese und jene Eigenschaft hat. Fallen diese Eigenschaften weg, dann ist – nach dieser Auffassung – kein Leben mehr vorhanden. Das ist allerdings ein verkürzendes, einer isolierten Betrachtungsweise entspringendes Verständnis von Leben. Umfassender müsste man sagen: Leben ist Sein, nicht Können, ist ein Vollzug, ein Zustand, das heißt eine Existenzform und nicht eine bloße Fähigkeit. Die Reduzierung des Lebens darauf, dass bestimmte Fähigkeiten vorhanden sind, ist daher in meinen Augen eine allzu grobe Engführung.

Man könnte die entscheidende Frage auch klassisch formulieren: Hat der hirntote Mensch noch eine Seele? Ist in ihm noch eine »Entelechie« enthalten, wie Aristoteles die spezifische Lebendigkeit des Körpers – die Seele – genannt hat? Das ist die Kernfrage, und mit ihr haben wir den kritischen Punkt erreicht, dass hier die Naturwissenschaft eine Definitionshoheit für sich reklamiert hat, die ihr von ihren Methoden her gar nicht zusteht. Es bedeutet, die Hirntoddefinition engzuführen, wenn man sie lediglich an naturwissenschaftlichen Fakten festmacht. Die Naturwissenschaft kann nur sagen, ab wann ein Mensch wahrscheinlich nicht mehr gerettet werden kann. Sie kann etwas darüber sagen, welches Organ funktioniert, aber sie kann als reine Naturwissenschaft niemals sagen, was Tod ist. Sicher hat der Tod auch etwas Objektivierbares: Es gibt sichtbare Zeichen des Todes, wie die Leichenflecken oder die Leichenstarre. Diese Zeichen kann der Arzt feststellen und damit den Tod für eingetreten erklären. Man kann den Tod also nicht einfach willkürlich bestimmen. Er hat immer auch seine objektive Komponente. Aber das Verobjektivieren hat seinerseits Grenzen, und diese kommen gerade in den Bereichen zwischen Leben und Tod zum Tragen. So könnte man, einer wirkmächtigen Tradition folgend, den

Tod als die Trennung der Seele vom Leib begreifen. Wenn wir dies tun, müssen wir zugleich anerkennen, dass diese Trennung eher eine Frage der Metaphysik darstellt, also jener philosophischen Lehre von den letzten (überempirischen) Gründen und Zusammenhängen des Seins, als eine Frage der Naturwissenschaft.

Das Grundproblem der Hirntoddefinition besteht darin, dass die Bestimmung des Todes weit mehr impliziert als das, was lediglich durch Empirie nachgewiesen werden kann. Das Wort »Tod« impliziert mehr als nur den irreversiblen Verlust einer lebenswichtigen Funktion, seine Bedeutung geht weit über die rein naturwissenschaftliche Beschreibung hinaus und hat sowohl philosophisch-theologische als auch soziale Implikationen. Da der Tod eines Menschen mehr ist als der Tod eines Organs, ist es verständlich, dass die Gleichsetzung des Hirntodes mit dem Tod des Menschen auf Widersprüche stößt. Diese Kritik ist nicht nur akademischer Natur, vielmehr spiegelt sie sich gerade auch im Alltag der Transplantationsmedizin wider.

Viele Menschen, die mit hirntoten Patienten umgehen, haben Schwierigkeiten damit, dass diese Patienten gar nicht wie Tote wahrgenommen werden können. Dies gilt für die Angehörigen, die Abschied nehmen müssen von einem Menschen, der noch lebend aussieht und »nur« definitorisch tot ist. Aber es gilt auch für die Pflegenden. Vielen Pflegenden erscheint diese Definition vor allem dann als ihrer unmittelbaren Erfahrung widersprechend, wenn sie Hirntote pflegen. Bei der Pflege von hirntoten Patienten wird ihnen die Diskrepanz zwischen der Definition und dem tatsächlichen Handeln deutlich, weil sie Lebende pflegen wollen – und nicht Tote. Der Status des Hirntoten ist schwer zu bestimmen. Es fällt schwer, ihn als Toten anzuerkennen, weil der Körper nicht als toter Körper erscheint. Der Körper aber ist Austragungsort der menschlichen Identität, und daher fällt es vielen Pflegenden und Angehörigen schwer, mit der Gleichsetzung von Hirntod und Tod ohne innere Widersprüche umzugehen.

Es wäre für die Transplantationsmedizin fatal, wenn am Ende der Verdacht im Raum stehen würde, die Definition des Todeszeitpunktes werde letztlich den praktischen Notwendigkeiten der Organverpflanzung angepasst. Dies würde das Grundvertrauen in die gesamte Medizin erschüttern. Insofern kann der angemessene Gestus der Medizin nicht der sein, Sicherheit und klare Bestimmbarkeit zu signalisieren. Die Ärztinnen und Ärzte wären gut beraten, hier die Unsicherheiten zu benennen und auch ein möglicherweise unaufhebbares Nichtwissen stehen zu lassen, ohne eine Klarheit zu suggerieren, die es bei der Definition des Todes – als eines Phänomens des ganzen Menschen und seiner Kultur – nicht wirklich geben kann.

Ansätze für eine humane Transplantationsmedizin

Ausschlaggebend für ein Vertrauensverhältnis ist daher nach meiner Auffassung, dass die Ärztinnen und Ärzte, die an den Gesprächen und der Operation beteiligt sind, immer auch als Ärzte in Erscheinung treten – und Arzt zu sein heißt, einem helfenden Beruf nachzugehen. Auch der Transplantationsmediziner möchte in erster Linie helfen. Aber diese Hilfe wird zu oft einseitig verstanden. Sie sollte nicht nur dem Organempfänger gelten, sondern in gleicher Weise dem Organspender, vor allem seinen Angehörigen. Das ist ein sehr wichtiger Punkt! Denn hier scheint mir ein weiterer Grund für das subtile Misstrauen zu liegen. Viele Betroffene, die Angehörige von Organspendern sind, berichten, wie wenig man sich um sie gekümmert habe, nachdem sie ihre Einwilligung gegeben hatten. Und diese Angehörigen sind es, die dann die Organentnahme wie die gesamte Transplantationsmedizin in unguter Erinnerung behalten. Ich denke, dass es nicht in der Sache selbst liegen muss, dass Angehörige so empfinden. Es kommt vielmehr darauf an, wie man mit ihnen umgeht, wie sehr man sie als Adressaten des Behandlungsteams wahrnimmt.

Trauer und Abschied

Die Angehörigen haben existenzielle Bedürfnisse und Sorgen, die dem reibungslosen »Ablauf« einer effizienten Explantation scheinbar im Wege stehen – aber man tut gut daran, diese Bedürfnisse ernst zu nehmen. Die Ärzte dürfen nicht nur als »Sachwalter der Organe« in Erscheinung treten. Sie müssen zugleich Begleiter der Angehörigen sein, die ein Bedürfnis danach haben, Abschied zu nehmen von ihrem Vater, ihrem Freund, ihrer Tochter, ihrer Frau oder Schwester. Denn diese stehen dem hirntoten Menschen nahe, auch wenn dieser hirntot und zum Organspender geworden ist. Es ist in meinen Augen unabdingbar, dass man diesen Bedürfnissen mit absolutem Respekt begegnet. Denn es ist schwer, von einem Menschen Abschied zu nehmen, ohne dass sich sein Totsein an seinem Körper manifestiert. Es ist daher wichtig, auf diesen Widerspruch zwischen der Erscheinung und der definitorischen Todesfeststellung vorbereitet zu sein, damit man in der Lage ist, sich von seinem Angehörigen zu verabschieden, auch wenn man ihn als einen Lebendigen wahrnimmt. Wird man dieser Situation unvorbereitet ausgesetzt, bleibt sie traumatisch in Erinnerung und hinterlässt Gefühle, die dem Vertrauensverhältnis zwischen dem Einzelnen und der Medizin als Ganzer nicht förderlich sind. Daher gilt es, diese Herausforderungen offensiv anzugehen, die Angehörigen entsprechend vorzubereiten und sie zugleich in der Situation selbst mit einem Höchstmaß an Empathie zu unterstützen.

Noch etwas ist entscheidend für die Angehörigen: Sie müssen trauern können. Und für die Transplantationsmedizin ist es wichtig, sich für die Trauerarbeit der Angehörigen mit zuständig zu fühlen. So frage ich mich, ob es nicht eine eminent vertrauensfördernde Maßnahme wäre, Strukturen der Nachsorge zu etablieren. Es müsste den Angehörigen beispielsweise möglich sein, einige Wochen nach der Organspende ein Nachgespräch zu führen, in dem sie alle Fragen, die sich in diesem Zusammenhang angestaut haben, »loswerden« können. Man müsste bereits beim Abschied einen solchen

Termin mit ihnen vereinbaren. Eine solche Nachsorge erschiene mir absolut wichtig, weil die Angehörigen nur so das Gefühl bekommen, dass sie ernst genommen worden sind und dass der Spender nicht nur als Organlieferant und sie selbst als bloße Einwilligungslieferanten benutzt wurden, sondern dass die Klinik sich weiterhin für den Spender und seine Angehörigen zuständig fühlt und Unterstützung bietet.

Verantwortung für den Organempfänger

Für eine vertrauenswürdige und verantwortungsbewusste Transplantationsmedizin genügt es nicht, nur dafür zu sorgen, dass die Empfänger ein für sie passendes Organ bekommen. Die ärztliche Fürsorge für die Empfänger ist nach meinem Dafürhalten in einem größeren Rahmen zu sehen. Gerade für die Empfänger ist es existenziell wichtig, dass sie wissen: Sie haben ein Organ bekommen, das ihnen zustand, weil sie der oder die Nächste auf der Liste waren, und nicht, weil sie eine Art Los in einem für sie undurchschaubaren Ressourcengeschiebe gezogen haben. Auch diese Verunsicherung der Empfänger ist ein tragischer Aspekt an den Fälschungsskandalen! Ja, sie brauchen nach meiner Überzeugung noch mehr als das. Sie sind, um mit dem Organ gut leben zu können, schlichtweg angewiesen auf das Gefühl, dass das Organ ihnen aus tiefer Überzeugung geschenkt worden ist, aus einem Herzensanliegen heraus. Wir sind es nicht nur den Spendern, sondern auch den Empfängern schuldig, dass sie ein Organ bekommen, das absolut freiwillig, ohne »Übertölpelung« und im Bewusstsein aller Implikationen aus tiefer Überzeugung geschenkt worden ist. Daher liegt es gerade im Interesse der Empfänger, dass man keine halbherzigen Entscheidungen für die Organspende in Kauf nimmt. Für die Vertrauenswürdigkeit der Transplantationsmedizin ist es wichtig, sich klarzumachen, dass ein Nein der Angehörigen zur Spende immer noch besser ist als ein halbherziges Ja. Und ein Ja zur Organspende ist nur dann wirklich ein Segen, wenn dieses Ausdruck eines Reifungsprozesses ist. Daher ist das 2012 in Kraft getretene »Gesetz zur Regelung der Entscheidungslösung im Transplantationsgesetz«, das vorsieht, jede Bürgerin und jeden Bürger ab dem sechzehnten Lebensjahr »regelmäßig im Leben in die Lage [zu] versetzen, sich mit der Frage seiner eigenen Spendebereitschaft ernsthaft zu befassen«, auch zu begrüßen, damit jeder diesen Reifungsprozess durchlaufen kann. Niemand *muss* sich hier und jetzt, und schon gar nicht endgültig, entscheiden. Gerade von Seiten der Medizin muss einfach anerkannt werden, dass es für viele Menschen eine Überforderung bedeutet, hier und jetzt eine gereifte Entscheidung zu treffen. Es sollte daher eine Atmosphäre herrschen, in der klar wird, dass dieses Überfordertsein als ein nachvollziehbarer Zustand akzeptiert und nichts erzwungen wird.

Die Bundeszentrale für gesundheitliche Aufklärung (BZgA) informiert zu den wichtigsten Fragen rund um das Thema Organ- und Gewebespende, um die individuelle Entscheidungsfindung zu unterstützen. Sie beantwortet Fragen wie:
- *Was bedeutet die Umsetzung der Entscheidungslösung für die Bürgerinnen und Bürger?*
- *Wird meine Entscheidung von den Krankenkassen registriert?*
- *Wie ist die Organ- und Gewebespende in Deutschland geregelt?*
- *Welche Voraussetzungen zur Organ- und Gewebespende müssen erfüllt sein?*
- *Was ist ein Organspendeausweis?*
- *Kann man seine Entscheidung zur Organ- und Gewebespende ändern?*

(Quelle: www.organspende-info.de)

Jede Entscheidung für die Organspende ist lebensentscheidend – auch für den Spender

Alles kommt jetzt darauf an, wie gut die Bevölkerung informiert wird und wie in den Kliniken auch mit der stellvertretenden Einwilligung der Angehörigen umgegangen wird. Im Interesse einer vertrauenswürdigen Medizin ist es in meinen Augen entscheidend, dass die Aufklärungsgespräche mit den Angehörigen so gestaltet werden, dass auf keinen Fall riskiert wird, dass die Angehörigen später ihre Entscheidung für die Organspende bereuen könnten. Bevor ein Bereuen in Kauf genommen wird, wäre es besser, ihnen keine Entscheidung abzuverlangen. Gerade durch das neue Gesetz wird eine neue Kultur entstehen, in der die Transplantationsbeauftragten, denen nach § 9b (2) des Transplantationsgesetzes unter anderem die angemessene Begleitung der Angehörigen von Spenderinnen und Spendern obliegt, in dieser Hinsicht eine ganz besondere Verantwortung übernehmen.

Ziel der Beauftragten sollte es sein, sich gleichsam als unvoreingenommene Begleiter einer guten Entscheidung zu betrachten, die den Angehörigen ausdrücklich das Gefühl geben, ohne jeden Druck entscheiden zu können. Es scheint mir in diesem Zusammenhang absolut unzulässig, zu vermitteln (und sei es nur indirekt), dass eine Zustimmung moralisch hochwertiger sei als eine Ablehnung. Genau dieser suggestive Zugang auf die Angehörigen wäre nämlich misstrauensfördernd, weil die Angehörigen dann nicht mehr das Gefühl hätten, dass die Medizin den Spender ebenso im Blick hat wie den Empfänger. Daher ist es wichtig, dass selbst im Angesicht der hehren Ziele der Transplantationsmedizin respektiert wird, dass jede Entscheidung für oder gegen die Organspende eine sehr wichtige Entscheidung für den Spender oder die Spenderin ist, deren Bedeutsamkeit für ihn oder sie kaum überschätzt werden kann.

Auch für den Spender ist die Entscheidung für die Organspende eine lebensentscheidende Angelegenheit! Daher muss sie stets als eine höchstpersönliche angesehen werden, die nicht durch Werbekampagnen motiviert werden darf.

Die Werbung erscheint mir ein großer Stolperstein für das Vertrauensverhältnis zu sein, denn sie hat etwas Suggestives. Sie verfolgt einen bestimmten Zweck und ist dadurch grundsätzlich manipulativ. Mit anderen Worten: Das überredende Moment ist fester Bestandteil der Werbung, sonst wäre es überhaupt keine Werbung. Daher verfehlt die Werbung unter dem Aspekt des Vertrauens in ganz besonderer Weise ihr Ziel. Die Transplantationsmedizin hat es einfach nicht nötig, Reklame für sich zu machen, weil das hochstehende Ziel offenkundig ist. All diese schönen Bilder, diese versteckten Appelle an die Mitmenschlichkeit irritieren in meinen Augen nur, weil sie bei den Bürgerinnen und Bürgern den Verdacht aufkommen lassen, dass mit der Werbung etwas minder Hochstehendes kaschiert werden soll. Dabei ist das Problem der Werbung nicht, dass sie möglicherweise etwas falsch darstellt. Das Problem liegt vielmehr in der selektiven Auswahl des Korrekten. Das heißt, dass die Werbung immer mit einer Komplexitätsreduktion einhergeht: Sie macht die Realität einfacher, als sie ist. Sie suggeriert, es sei eine Bagatelle und eine Selbstverständlichkeit, sich für die Spende zu entscheiden. Und gerade diese Suggestion ist es, die dem gesunden Menschenverstand zuwiderläuft, die letzten Endes abschreckt. Daher muss neu ins Bewusstsein gebracht werden, dass die Transplantationsmedizin in sich wertvoll ist und dass sie es daher nicht verdient hat, dass man sie in Werbeslogans verpackt.

Für jeden von uns wäre es wichtig, das Gefühl zu bekommen, dass es der Transplantationsmedizin nicht primär darum geht, so viele Organe wie möglich zu erhalten, sondern darum, den Menschen durch eine umfängliche und ungefilterte Information dabei zu helfen, eine für sie stimmige Entscheidung zu treffen. Erst dann lassen sich die aus Überzeugung gespendeten Organe mit gutem Gefühl und zum Wohle vieler schwerkranker Menschen einsetzen. Vielleicht könnte man sagen, dass das Vertrauen in die Transplantationsmedizin dann ganz wiederhergestellt sein wird, wenn allen daran Beteiligten tagtäglich ein humaner Umgang mit den Patienten vorgelebt wird, mit den Kranken und Sterbenden ebenso wie mit den hirntoten Menschen und den Leichen. Dieser Umgang, der respekt- und pietätvoll zu sein hat, entscheidet letzten Endes darüber, in welchem Licht die Transplantationsmedizin erscheint. Daher kann man Menschen nicht nur dadurch helfen, dass man die Transplantationsraten steigert, sondern auch durch eine alltägliche Kultur des tiefen Respekts. Das Vertrauen wird sich genau dann festigen, wenn möglichst viele Menschen diesen tiefen Respekt zu spüren bekommen und realisieren, dass in die gelebte Mitmenschlichkeit die Empfänger genauso einbezogen sind wie die Spender und deren Angehörige. Leider ist es im Klinikalltag bislang so, dass man zwar sehr viel in die Gespräche mit den Angehörigen der Spender investiert, bis sie ihre Einwilligung gegeben haben, danach der Kontakt jedoch abbricht.

Transplantationsmedizin als Beziehungsmedizin

Es gibt zahlreiche Menschen, für die allein das Bewusstsein, ihre eigenen Organe gegebenenfalls anderen Menschen zur Verfügung stellen zu können, etwas sehr Erfüllendes hat. Viele Menschen sprechen in diesem Zusammenhang sogar von Sinnerfüllung. Der Gedanke, auch über den Tod hinaus anderen Menschen zu helfen, hat für sie etwas Tragendes. Und genauso empfinden es nach all dem, was ich erfahren habe, auch die Empfänger. Sie verspüren eine tiefe Dankbarkeit dem Spender gegenüber. Sie stellen unweigerlich eine Beziehung zu ihm her. An diese Menschen müssen wir denken, wenn wir danach fragen, welche Kultur in der Transplantationsmedizin herrschen soll und wie Vertrauen begründet werden kann. Diese Menschen machen deutlich, dass es in der Transplantationsmedizin nicht allein um den technischen Vorgang geht, sondern um nicht weniger als um menschliche Beziehungen. Es geht um Menschen, die, obwohl sie sich nie begegnet sind, in eine Beziehung zueinander treten. Der eine hat die Beziehung schon in gesunden Tagen antizipiert, der andere erlebt die Beziehung leibhaftig.

So paradox es zunächst klingen mag: Die Organspende ist ein Beziehungsgeschehen, auch wenn sie durch einen hirntoten Menschen erfolgt.

Transplantationsmedizin ist nicht bloß die versierte Anwendung einer Technik, sondern eine Beziehungsmedizin. Und unser Vertrauen wird die Transplantationsmedizin dann stärken, wenn sie sich tagtäglich als eine solche Beziehungsmedizin zu erkennen gibt. Zwar gibt es sehr gute Gründe dafür, dass Organspender und -empfänger anonym bleiben und eine direkte Beziehung zwischen ihnen vom System her verunmöglicht wird – abgesehen natürlich von den Lebendspenden, in denen Verwandte oder Partner einander Organe spenden. Aber der Mensch, der sich getragen weiß von der Vorstellung, seine Organe weiterzuverschenken, vermag dies, weil er in eine antizipierte Beziehung tritt. Durch die Spende werden sein Leben und sein Schicksal in gewisser Weise verknüpft mit dem Leben und Schicksal eines anderen Menschen. Vielleicht liegt gerade darin das Faszinierende der Transplantationsmedizin, dass hier zwei Menschen durch ärztliches Können in gewisser Weise zusammengebracht werden. Betrachten wir die Transplantationsmedizin aus dieser Perspektive, so wird klar, dass es keiner Werbekampagnen bedarf, sondern einer Besinnung darauf, dass sie nicht weniger ist als dies: eine Beziehungsmedizin.

Kapitel 6: Vom Wert des Alters – jenseits des Fitnessimperativs

Wir leben in einer Zeit der Paradoxien. Die Menschen werden immer älter – aber niemand möchte alt sein. Wenn man schon alt wird, so muss man jugendlich alt sein. Diese Denkweise kommt nirgendwo deutlicher zum Ausdruck als in dem gegenwärtigen Boom der Anti-Aging-Medizin. Aber ist ein gutes Alter nur ein fittes Alter? Was ist der Sinn des Altseins? Gibt es überhaupt einen solchen Sinn? Das Kapitel taucht in die Denkgeschichte und andere Konzeptionen von Altsein ein und zeigt es als eine Lebensphase auf, in der man mit einer besonderen Erkenntnisfähigkeit beschenkt wird: mit einer Klärung und Vertiefung des Blicks für die Grundbedingungen des Menschseins.

Vor kurzem stieß ich auf einen Werbeslogan für eine Anti-Aging-Hautcreme: »Älter werden – kein Problem. Nachzulassen kommt für mich nicht in Frage!« Dieser Werbeslogan bringt deutlich zum Ausdruck, in welcher Einstellung zum Alter weite Teile der heutigen Gesellschaft leben. Danach ist Altsein nur dann gut, wenn man »nicht nachlässt«. Die implizite Botschaft dieser Werbung besteht darin, dass gut nur der altert, der die Signaturen des Altseins, so unter anderem das Nachlassen, nicht zulässt. Mehr noch: Wenn man im Alter doch nachzulassen beginnt, so liegt dies an einem selbst, ist dies ein Resultat der eigenen Versäumnisse. Man ist also gut beraten, das Alter früh genug in die Hand zu nehmen – um das Alter selbst zu vermeiden. Darin besteht letztlich die paradoxe Botschaft dieser Werbung und zugleich das Bestreben weiter Teile der Gesellschaft. Das Alter soll nicht bewältigt, gemeistert oder gefüllt, sondern am liebsten ganz abgeschafft werden, weil es letzten Endes an die Vergänglichkeit erinnert, weil es als Vorbote dessen begriffen wird, dass wir unweigerlich sterben müssen.

»Damit der Bogen des Lebens voll werde ...«

Je mehr die Leitkategorie der Jugendlichkeit gepriesen wird – und das ist die Grundintention der Anti-Aging-Medizin –, desto mehr tritt das Alter lediglich als etwas Mangelhaftes in Erscheinung und ins Bewusstsein. Es ist dann lediglich das Nicht-Mehr, und je mehr es sich als ein solches Nicht-Mehr aufdrängt, desto mehr wird der Blick auf die tiefe Wahrheit versperrt, dass das Leben ohne das Alter nicht »rund« werden kann. Man vergisst, dass das ganze Leben aus Zyklen besteht. Die Besonderheit des Alters lässt sich nur vor dem Hintergrund dieser Zyklenhaftigkeit verstehen, das heißt in Relation zu den anderen Phasen des Lebens. Gerade die Antike ging davon aus, dass jedes Lebensalter sein besonderes Charakteristikum und seinen besonderen Sinn hat. Alle Jahreszeiten eines Lebens sind in ihrer eigenen Bedeutung als wertvoll anzuerkennen, und das gesamte Leben könnte man als einen Prozess der Wandlung »vom tätigen zum betrachtenden Leben«[46] begreifen. Wir dagegen tendieren heute dazu, das mittlere, das heißt das aktive und tätige Lebensalter zum Modell für das ganze Leben zu erklären.

Ich möchte damit keineswegs die Beschwernisse kleinreden, die entstehen, wenn man immer weniger kann, im Gegenteil! Diese Beschwernisse sind nicht zu leugnen und – wie auch schon die Antike wusste – manchmal schwer zu ertragen. Altern ist in gewisser Weise stets mit einem bestimmten Leid verbunden: mit einem Leid, das sich am Körper manifestiert, aber auch dem Leid an der Unwiederbringlichkeit des Gewesenen, dem Leid an einem Leben, das eine untilgbare Vergangenheit kennt und nur noch um eine sehr begrenzte Zukunft weiß. Aber wird dieses Leid des Alters durch die Aufwartung von Anti-Aging-Medizin tatsächlich leichter? Mir scheint, je mehr die Medizin das Alter als einen Feind betrachtet, den es zu bekämpfen gilt, desto schwerer wird es, zu altern. Denn die Suggestion des *Anti*-Aging lautet: Wenn ich mich nur anstrenge und viel dafür tue (oder viel dafür kaufe), dann kann ich das Nachlassen vermeiden. Sie nährt das Festhalten an der Auffassung, nur eine Lebensphase, nämlich die mittlere, tätig-aktive, sei wertvoll, ja gerechtfertigt. Sie verstetigt die Abhängigkeit von den Produkten der Gesundheitsindustrie und verschließt den Menschen vor der Einsicht, dass das Nachlassen im Alter zu einem »runden« Leben dazugehört. Dies hat der Philosoph und Theologe Romano Guardini (1885–1968) auf den Punkt gebracht:

> *»Die Alten haben von der ›ars moriendi‹ gesprochen, von der Kunst des Sterbens, und damit sagen wollen, es gebe ein falsches und ein richtiges Sterben; das bloße Ausrinnen und Zugrundegehen – aber auch das Fertig- und Vollwerden, die letzte Verwirklichung der Daseinsgestalt. Wenn das vom Tode gilt, dann umso mehr vom Altern.«*[47]

Guardini fordert uns dazu auf, das Altern in das Bild, das wir uns von unserem Dasein machen, ausdrücklich aufzunehmen (»damit der Bogen des Lebens voll werde«) und nicht lediglich als Abfallprodukt des ›eigentlichen‹, nämlich aktiv-tätigen Lebens zu betrachten. In eine ähnliche, wenn auch betont antitheologische Richtung geht auch der Philosoph Thomas Rentsch, wenn er das Alter als das »Endgültigwerden des Lebens« bezeichnet und darin die Chance eines »Werdens zu sich selbst« erkennt.[48]

Zur Menschwerdung, zur Reifung des Menschen, ja zu seiner Erfüllung gehört letzten Endes, anzuerkennen, dass das gesamte Leben ein Teil dieses Alterungsprozesses ist. Je mehr die Anti-Aging-Medizin das Ideal eines alterslosen Lebens propagiert, desto mehr leitet sie in die Irre und untergräbt die grundsätzliche Befähigung des Menschen, sich dem Alter nicht nur abwehrend, sondern in der Grundhaltung der Annahme – auch als Annahme seiner selbst – zu nähern.

Anti-Aging als Betäubung des Wissens um die eigene Endlichkeit

Das Problem des Anti-Aging liegt insofern in der Auffassung vom ›guten Altern‹, die sich kaum maskiert hinter den angepriesenen Produkten verbirgt. Anti-Aging suggeriert – wie unser Slogan am Anfang schön gezeigt hat –, dass ein gutes Altern nur ein Altern sein kann, das sich weiterhin mit dem Mantel der Jugend umgibt. Sein alterndes Gesicht ästhetisch aufzubessern, Falten wegspritzen zu lassen – all dies ist im Grunde ein verzweifelter Versuch, die Zeit anzuhalten, die Spuren der zerronnenen Zeit zu tilgen, und zwar in der geradezu wahnhaften Annahme, durch die Tilgung der Spuren, die die Zeit hinterlassen hat, die Zeit selbst zurückholen zu können. All diese in der modernen Medizin zusammenströmenden Bestrebungen, die Alterserscheinungen zu kaschieren, sind letzten Endes nichts anderes als eine Betäubung des Bewusstseins von der Zeitlichkeit, der Vergänglichkeit des Seins. An sie erinnert zu werden, halten wir nur schwer aus. Und so begegnen wir den Spuren unserer zerronnenen Lebenszeit mithilfe eines Betäubungsmittels, das diesen Schmerz vergessen machen soll. Jeder vernünftige Mensch wird aber wissen, dass auch das beste Narkotikum nur begrenzt wirkt und dass das Betäuben des »Schmerzes an der verrinnenden Zeit«[49] kein Mittel gegen die verrinnende Zeit selbst sein kann. Denn diese schreitet unweigerlich fort und holt jeden Menschen ein. Mehr noch: Man geht davon aus, dass man etwas dazugewinnt, wenn man nur die Zeit aufheben könnte. Aber genau das Gegenteil ist der Fall: Die Tiefe und die Zeitlichkeit – sie bedingen sich gegenseitig! Man kann nicht einfach ein altersloses Leben führen wollen und zugleich erwarten, dass trotzdem alle Gefühlsqualitäten erhalten bleiben. Das ist ein großer Irrtum, weil die Qualität des Fühlens gerade an das Bewusstsein gebunden ist, dass unser Leben begrenzt ist. Entgrenzte man das Leben, so würde jedes Gefühl sich zwangsläufig ändern.[50]

Anti-Aging als Festschreibung des Menschen auf sein Könnenmüssen

Zugleich wird in den Bestrebungen des Anti-Aging ein gewisser Zwang zum Fitseinmüssen zum Ausdruck gebracht und signalisiert, dass das Alter ab dem Moment, da es nicht in Fitness gelebt werden kann, in sich keinen Wert mehr hat. Diese altersfeindliche Botschaft halte ich für höchst bedenklich. Denn sie drängt die vielen alten Menschen, die mit Krankheiten, Gebrechen und Behinderungen leben, gerade deswegen in die Isolation, ja sogar in die Verzweiflung, weil sie nach dieser Botschaft im Grunde alle Möglichkeiten verspielt hätten, überhaupt ein gutes Leben zu führen. Der Wert des Altseins wird in dieser Denkweise ausschließlich unter dem Paradigma des Könnenmüssens betrachtet: Würdevolles Altern wird gleichgesetzt mit leistungsfähigem Altern. Der Mensch wird auf diese Weise reduziert auf seine Funktionalität, auf das, was er leisten kann. Aber bedeutet Menschsein nicht mehr, als leistungsfähig zu sein? Mehr noch: Unter dieser Perspektive wird das Gute darin gesehen, alles zu können. Je mehr der Mensch kann, desto besser ist er, desto würdevoller ist sein Leben. Wo aber bleibt die Einsicht, dass ein würdevolles Altern davon geprägt sein kann, sich konstruktiv mit der Tatsache auseinanderzusetzen, als alter Mensch eben weniger zu können denn als junger Mensch? Reife im Altsein könnte gerade bedeuten, die Erfahrung, nicht mehr alles zu können, in einer Weise aufzugreifen, dass man befähigt wird, sich mit diesem Nicht-Mehr anzufreunden, um gerade dadurch so etwas wie Reife und Tiefe erlangen zu können. Reife und Tiefe durch die Annahme der Grenze, die für *jeden* Menschen gilt!

Die Problematik des Anti-Aging-Trends liegt in meinen Augen darin, dass in der Glorifizierung der Jugend die Sensibilität für den Wert des Altseins unterminiert wird. Dies beginnt schon bei dem Ansatz, alternden Menschen mit verschiedensten Methoden ein jüngeres Aussehen verpassen zu wollen. Ist die unterschwellige Gleichsetzung von Jugendlichkeit und Schönheit eigentlich so selbstverständlich? Oder ist dieser eingeschränkte Blick nicht vielmehr Ausdruck eines eingeschränkten Denkens, das uns immer mehr verwehrt, zuversichtlich und gelassen auf das Alter zuzugehen? Aus einer Haltung der Annahme würde man unweigerlich offen werden für die Einsicht, dass nicht nur die Jugend, sondern jedes Alter mit dem Attribut der Schönheit versehen werden kann. Doch die Schönheit des Alters wird sich eben nur dem offenbaren, der sich dem Alter nicht verschließt, sondern der es zunächst als Teil seiner selbst annimmt, auf sich wirken lässt und seine eigenen Potenziale erschließt. Es sind Potenziale, die weniger mit den gängigen Qualifikationsmerkmalen einer an Jugendlichkeit orientierten Leistungsgesellschaft zu tun haben als mit solchen, die jede Lebensphase auf ihre Weise in sich trägt und die mit dem Sein und Dasein grundsätzlich zu tun haben. Wir neigen heute dazu, das Alter lediglich unter der Perspektive der »wachsenden Schatten des untergehenden Lichts«[51] zu betrachten. Diese Eingrenzung unseres Blicks auf die Schatten kommt einer Verblendung gleich, weil wir auf diese Weise blind werden für das Licht, das nach wie vor und auf seine eigene Weise leuchtet.

Das Alter als klarer Blick auf die Wirklichkeit

Seit der Antike wurde es als ein besonderer Vorzug des Alters gesehen, dass der Mensch in dieser Lebensphase weniger von seinen Begierden und Leidenschaften abhängig und ihm dadurch ein klarerer Blick auf die Wirklichkeit ermöglicht ist. Immer wieder wird dem Alter eine Affinität zum Geistigen, ja zum Spirituellen zugesprochen, zu dem, was Romano Guardini als ein »Durchsichtigwerden für den Sinn« bezeichnet. Dadurch, dass er immer weniger aktiv ist und sich statt dessen immer mehr die Bedingtheit allen Seins und allen Könnens vergegenwärtigt, erhält der alte Mensch die Chance, das Wichtige vom Unwichtigen, das wirklich Tragende vom vermeintlich Tragenden zu unterscheiden. Insofern würde ich das Alter als eine Phase betrachten, in der man zu besonderen Einsichten fähig ist, gerade weil man in gewisser Weise »unbestechlich« geworden ist. Man muss sich nicht mehr konform zeigen mit dem gängigen Denken, weil man nichts mehr zu verlieren hat. Und man braucht sich auch nichts mehr vorzumachen, weil man die Illusionen nicht mehr braucht:

> *»Wer nichts mehr will, gewinnt – kompensatorisch – die Fähigkeit, viel zu sehen.« (Odo Marquard)*[52]

Es ist also in einem gewissen Sinne gerade die fehlende Zukunft, die uns im Alter davor bewahrt, uns durch unsere Wünsche und Sehnsüchte ›blenden‹ zu lassen. Gerade weil der alte Mensch sich nicht konform zeigen muss mit einer Zukunft, die er nicht mehr hat, erhält er die Chance, die Dinge zu sehen, wie sie sind, und wird dadurch »theoriefähig«, denn die Theorie sei, so der 1928 geborene Philosoph Odo Marquard, »das, was man macht, wenn nichts mehr zu machen ist«[53]. Man gewinnt also Einsichten dann, wenn nicht mehr das aktive Tun, die Geschäftigkeit, sondern das Sein als solches im Mittelpunkt steht. Was viele heute gerne mit den Narkotika des Anti-Aging betäuben möchten – die Tatsache, über immer weniger Zukunft zu verfügen – stellt danach die Grundbedingung für eine besondere Erkenntnisfähigkeit des Alters dar.

Vertiefung der Grundbedingungen des Menschseins

Man kann dem Alter nicht nur einen klareren Blick auf die Dinge zuschreiben, sondern es sogar dahingehend auszeichnen, dass es die Grundbedingungen des Menschseins radikalisiert und damit dem Menschen wesentliche Einsichten eröffnet – die Einsicht etwa, grundsätzlich versehrbar zu sein, schutzlos und bedroht durch Leid. Wir werden also in einem gewissen Sinne erst befähigt, die grundsätzlich begrenzten Möglichkeiten, die das menschliche Leben mit sich bringt, zu realisieren und auf diesem Wege zu dem zu gelangen, was die Antike Altersweisheit genannt hat.[54] Auch wird das, was viele Menschen als schmerzhaft empfinden, nämlich sich über ihre Endlichkeit klar zu werden, in der Weise zum Positiven gewendet, dass der Mensch zu Einsichten gelangt, die dem jugendlichen Alter tendenziell eher versperrt bleiben. Über diese Vergegenwärtigung und im Bewusstsein der Endgültigkeit, mit der das Leben sich im Alter definitiv abrundet, bekommt der Mensch, so noch einmal Thomas Rentsch, die Chance verliehen, »das menschlich Wichtige vom vielen Unwichtigen in einem klärenden Rückblick dauernd zu unterscheiden«[55].

Alter als Lernmodell für die Gesellschaft

Der Theologe Hans-Martin Rieger geht noch einen Schritt weiter und sieht im Alter gerade angesichts seiner Radikalisierung der Grundbedingungen des Menschseins eine notwendige »Signalfunktion für die Gesamtgesellschaft, die ihrerseits in Versuchung steht, Angewiesenheit ins Reservat des vierten Alters zu verbannen«[56]. Danach stellt das Alter eine zentrale Lebensphase nicht nur für den betroffenen Menschen dar, sondern für die gesamte Gesellschaft, weil sie über die Konfrontation mit dem Altwerden daran erinnert wird, dass nicht Unabhängigkeit, sondern Angewiesenheit eine Grundsignatur des Menschen darstellt, die er als Mensch nicht abstreifen kann. Das Alter lässt sich also als eine Rückerinnerung betrachten an das, was den Menschen ausmacht, als eine Rückerinnerung, die der Mensch braucht, um nicht der Illusion der absoluten Machbarkeit zu verfallen. Das Alter als eine Lebensphase, in der wir den Umgang mit Begrenzungen und Verlusten erlernen (müssen), könnte auf diese Weise eine stete »Anamnese« für eine Gesellschaft sein, sich der wechselweisen Angewiesenheitsverhältnisse bewusst zu bleiben. Das Altsein wäre dann so etwas wie ein Präsenthalten der Begrenztheit und somit ein »Lernmodell für die Gesellschaft«[57].

Gerade dieser Aspekt macht deutlich, wie eng die Perspektive jener ist, die das Alter nur als eine Lebensphase betrachten, für die die Gesellschaft etwas tun muss. Man kann im Hinblick auf den Modellcharakter des Alters zugleich umgekehrt davon sprechen, dass das Alter nicht nur etwas braucht, sondern vor allen Dingen etwas gibt, nämlich wertvolle Einsichten in eine Tiefe, die den anderen Lebensaltern eher versperrt bleibt. So könnte man am Ende das Alter als eine Bildungsaufgabe betrachten, als eine Lebensphase, in der ein »konstruktiver Umgang mit den eigenen Grenzen«[58] gezeigt und vorgelebt wird.

Das Verhältnis der Angewiesenheit

Dem alten Menschen gerecht zu werden kann nur heißen, ihn in seinem spezifischen Altsein wahrzunehmen und ihn dafür wertzuschätzen, und zwar nicht für das, was er *kann*, sondern für das, was er (auch) *ist*: ein Mensch, der angewiesen ist auf die Unterstützung durch andere. Wir tendieren heute zu einer verkürzten Auffassung von Angewiesenheit. Das ist ein zentrales Problem, und es ist auch das Problem vieler alter Menschen, die nicht damit zurechtkommen, dass sie abhängig werden von der Hilfe Dritter. Der moderne Mensch begreift sich als ein grundlegend autonomes Wesen und hat ein gebrochenes Verhältnis zu der unabwendbaren Tatsache, dass jeder Mensch früher oder später die Hilfe Dritter brauchen wird, um weiterzuleben. In dieser Perspektive wird das Angewiesensein auf andere bloß als Zerstörung der Autonomie gedeutet. Es wird gedeutet als das Ende des eigenen Ichs und als etwas, das man nur mit Schrecken hinnehmen kann. Dass das Angewiesensein auf andere aber eine Grundsignatur des ganzen Lebens ist, wird ausgeblendet, und dass das Angewiesensein nicht das Ende der Autonomie ist, sondern eine Grundbedingung, überhaupt zu sein, und somit eine Voraussetzung für Autonomie, das wird erst recht vergessen. Es ist ja auch nicht verwunderlich, dass heute so einseitig über das

Angewiesensein gedacht wird, zumal in einer Zeit, in der wir dazu übergehen, menschliches Leben noch vor seiner Geburt »auszusortieren« aus dem einfachen Grund, weil es unseren Vorstellungen nicht entspricht (siehe Kapitel 2). Wenn alte Menschen sich damit konfrontiert sehen, dass man menschliches Leben an seinem Anfang als Zumutung empfinden darf – weil es zum Beispiel behindert zur Welt kommt –, wenn alte Menschen erfahren, dass die breite Bevölkerung es gut findet, dass man menschliches Leben mit Behinderungen als ein derart großes Hindernis betrachtet, dass der Staat sogar das Töten dieses Lebens erlaubt und dieses Töten auch noch als einen Akt der Hilfe etikettiert, dann bleibt das nicht ohne Auswirkungen auf ihr Selbstbild. Immer mehr wird der alte Mensch (der *wir selbst* ja entweder schon sind oder unweigerlich in Zukunft sein werden!) auf diese Weise mit der Angst belastet, dass vielleicht auch er ab dem Moment, da er Behinderungen hat, in unserer Gesellschaft als Zumutung empfunden werden wird.

Es wird kaum bemerkt, dass eine solche Angst vor dem Angewiesensein auf andere einer lebensverneinenden Grundhaltung gleichkommt, einer Verabsolutierung der mittleren Lebensphase und einer verkürzten Vorstellung von Hilfsbedürftigkeit. Man kann eben zugleich hilfsbedürftig sein und sich einen Rest an individueller Lebensführung bewahren, und wenn diese nur in den kleinsten Verrichtungen des Alltags, in der Wahl des einen und nicht eines anderen Wortes, einer Geste oder Mimik liegt. Auf diese Potenziale hinzuweisen erschiene mir besonders wichtig in der Betreuung alter Menschen. Um ihnen umfassend gerecht zu werden, muss man sich dafür interessieren, wie der alte Mensch auch und gerade in seiner Hilfsbedürftigkeit noch seine unverwechselbare Persönlichkeit zum Ausdruck bringen und wie ihm dabei geholfen werden kann. Daher muss es ein zentrales gesellschaftliches Ziel werden, neue Gestaltungsräume zu erschließen, nach strukturellen Voraussetzungen zu suchen, die eine je individuelle und der eigenen Persönlichkeit entsprechende Lebensführung älterer Menschen, so weit es geht, ermöglichen. Also Räume zu schaffen, die es alten Menschen ermöglichen, ihre eigenen ganz besonderen Kompetenzen als alte Menschen, ihre Kompetenzen als einzigartige Menschen einzubringen, und sei es die Kompetenz, über Gesten, Mimiken, Satzbruchstücke etwas zu erzählen, etwas zu vermitteln.

Die größte Gefahr besteht in dem, was man mit dem Stichwort der Selbst-Stereotypisierung bezeichnen könnte, das heißt mit der Übertragung einer negativen Fremdauffassung auf die eigene Person, in diesem Fall darin, eine Selbstauffassung zu übernehmen, die sich selbst oft als eine Schwundstufe des Humanums betrachtet. Dieser Einstellung muss entgegengetreten werden! Wir müssen im Interesse aller alten Menschen wie auch im Interesse unserer selbst lernen, dass das Altsein eine wertvolle Ausdrucksform des Menschlichen ist, eine Ausdrucksform des Angewiesenseins, die nicht nur hinzunehmen ist, sondern die sogar eine wichtige Funktion für alle Menschen hat.

Wir sind es weitgehend gewohnt, die Autonomie eines Menschen als höchste Bestimmung allein darin zu sehen, ganz aus und durch sich selbst zu leben, nicht abhängig zu sein von den Bedingungen der Leiblichkeit und nicht angewiesen zu sein auf Mitmenschen. Eine solche Auffassung von Autonomie verkennt die endliche Verfassung allen Lebens. Sie verkennt, dass wir immer schon, und nicht erst im Alter, in einem Verhältnis der Angewiesenheit leben. Dieses Verhältnis ermöglicht das menschliche Leben überhaupt erst! Zwar kommt es in der Kindheit und im Alter stärker zum Ausdruck – die Angewiesenheit als solche ist aber kein Spezifikum, keine Besonderheit des Alters, sondern eine Grundstruktur des ganzen Lebens.

Wir müssen wieder ein Gespür dafür bekommen, dass das Leben auch in seinen leistungsfähigsten Phasen immer zugleich ein Leben im Verhältnis der Angewiesenheit ist.

Nichts können wir allein aus uns selbst. Wir sind das ganze Leben hindurch Angewiesene: angewiesen auf Beziehungen zu anderen

Menschen und damit angewiesen auf die Zuwendung, Anerkennung, Mitwirkung und die Hilfe Dritter. Und hier erlangt das Alter eine besondere Bedeutung. Denn das Alter erinnert uns daran. In ihm tritt die Angewiesenheit in einer radikalisierten Form hervor. Es ist also eine Erinnerung daran, was der Mensch ist: ein endliches Wesen, das nicht alleine existieren kann.

Der alte Mensch gibt uns etwas

Aber das Alter lehrt uns mehr als das. Es lehrt uns, dass wir das Leben nicht allein dadurch bewältigen können, dass wir aktiv sind. Es lehrt uns, dass der Mensch auf das Abnehmen der körperlichen Leistungsfähigkeit nicht nur mit mehr Training und mehr Aktivität reagieren kann, sondern dass er, wie viele alte Menschen es uns vormachen, auch so darauf reagieren kann, dass er seine Lebensziele überdenkt und neu ausrichtet.[59] Im Angesicht eines alten Menschen und seiner Lebensweise wird uns allen die Relativität von Vorlieben und Lebenszielen deutlich. Wir können antizipierend erkennen, dass später ganz andere Werte wichtig werden können. Das Alter – so meine Überzeugung – macht uns in gewisser Weise offen dafür, dass das, was uns heute so wichtig erscheint, morgen nur noch von bedingtem Wert sein kann. Letzten Endes gibt uns das Alter den Impuls, darüber nachzudenken, dass die Lebenszufriedenheit von anderen Zielen abhängig sein kann, als wir in den leistungsstarken mittleren Lebensjahren überhaupt vermuten können.

Das Alter kann eine Art Lupe sein, die das Wesentliche im Leben aufscheinen lässt.

Der alte Mensch hat andere Formen der Lebensgestaltung als der Mensch, der ›mitten im Leben steht‹. Dies zeigt sich zum Beispiel an der Fähigkeit, sich an den kleinen Dingen des Alltags zu erfreuen und das bis dahin Selbstverständliche in seiner Besonderheit neu zu entdecken. Der spezifische Zugang zum Leben, wie er von vielen alten Menschen realisiert wird, zeigt sich auch im Umgang mit Beziehungen, wenn beispielsweise oberflächliche Kontakte oder rein zweckorientierte Bekanntschaften vermieden werden. Schließlich kommt es darin zum Vorschein, dass bei vielen Menschen die Furcht vor dem Tod nachlässt und sich eine neue Einstellung zum Leben, zum Tod und zur Zeitlichkeit entwickelt, eine Einstellung, durch die die eigene Endlichkeit ihren Schrecken verliert und eine grundsätzliche Auseinandersetzung damit stattfindet, selbst begrenzt zu sein. »Ich leb' jetzt viel lieber als früher, mir gefällt auf einmal der Alltag, der mich früher überhaupt nicht interessiert hat«, ließ der österreichische Schriftsteller Gerhard Roth anlässlich seines siebzigsten Geburtstages verlauten: »Und jetzt gefällt mir alles ununterbrochen, Blattformen, der Wechsel der Jahreszeiten, Begegnungen mit Menschen, ein Sieg von Sturm Graz. Die Summe dieser Dinge gibt mir mehr Kraft als früher. Ich sehe mein Ende nicht so drohend daherkommen. Das Kommen und Verschwinden hat etwas mit dem ganzen Universum zu tun, das ja auseinanderstrebt und eines Tages in sich zusammenbrechen wird. Alles ist mit einem Ende ausgestattet, warum soll es bei mir anders sein?«[60] Sicher, diese Sicht fällt schwer, gerade wenn man mit vielen Beschwerden zu hadern hat. Und doch liegt ein großes Potenzial in unserer Einstellung zu den Beschwerden. Es kommt eben immer darauf an, wie wir auf das Leben blicken, ob es als Leben in seinem Untergang gesehen wird oder ob in diesem Leben immer noch das Lebendige erkannt, vielleicht gerade im Angesicht der Beschwerden neu erkannt wird.

Wir müssen eine neue Kultur des Umgangs mit dem Alter und den Alten etablieren, eine Kultur, die nicht nur darauf abstellt, was wir für den alten Menschen tun sollen, sondern die offen bleibt für die Einsicht, dass sie es sind, die uns viel zu geben vermögen. Alte Menschen möchten nicht nur gut versorgt sein, sie möchten, dass man sie als wertvolle Menschen anerkennt und ihnen Achtung und Hochgefühl entgegenbringt. Dass viele alte Menschen keinen Zugang mehr zu diesen Gefühlen finden, liegt nicht zuletzt auch daran, dass man die Altenpflege, wie die Pflege überhaupt, immer mehr als »personennahe Dienstleistung« begriffen hat, bei der es eben um das Versorgen geht und nicht um den menschlichen Kontakt, um die Begegnung zweier Menschen. Alte Menschen brauchen nicht nur eine funktionierende Pflege, die gelernt hat, wie man am effektivsten Körperpflege betreibt, sondern sie brauchen vor allen Dingen Persönlichkeiten, die sich für sie interessieren und die bei aller notwendigen Pflege ihnen gegenüber zum Ausdruck bringen können, dass sie als wichtige und unverwechselbar interessante Menschen betrachtet werden. Eine Stoppuhr-Pflege, die mehr Zeit damit verbringt, zu dokumentieren, wie lange sie gebraucht hat, um einen Menschen zu waschen, und die beim Waschen schon an den nächsten Patienten denkt, der schon längst drankommen müsste, versorgt vielleicht gut, aber sie verlernt, dem Menschen wirklich zu begegnen. Und diese gepflegten Menschen werden sich unweigerlich als Last empfinden, als Menschen, die anderen nur Arbeit machen.

Letztlich fühlen wir alle uns dann wertgeschätzt, wenn die Gesellschaft uns signalisiert, dass das, was wir geben können, wertvoll ist. Der nicht mehr mitten in den Anforderungen des Lebens stehende, sondern »theoriefähig« gewordene – betrachtende, wissende, resümierende – alte Mensch kann sich ehrenamtlich engagieren, er kann aber auch einfach nur erzählen oder einfach nur da sein, ansprechbar sein. Dasein für andere kann das aktive Geben sein, aber es kann genauso das schlichte Dasein sein. Denn anders als der Mensch in der aktiven mittleren Lebensphase gibt der alte Mensch allein durch sein Sein, allein dadurch, dass er *ist*. Er gibt durch das Leben, das er selbst gelebt hat, durch die Art und Weise, wie er gelebt und wie er seine eigene Lebensgeschichte geschrieben hat. Diese gelebte und verantwortete Geschichte strahlt etwas aus. Aus ihr allein resultiert bereits die Würde des alten Menschen, eine Würde, die, wie Guardini betont, nicht aus der Leistung, sondern aus dem Sein kommt.

Das Altsein wird am Ende vielleicht am ehesten für das Gefühl aufschließen, dass jeder Mensch gegeben ist und dass diese Gegebenheit des Menschen gerade angesichts des Alters ein wertvolles Grundgefühl eröffnen kann. Es ist dies die Grundempfindung der tiefen Dankbarkeit für das, was ist, für das scheinbar Kleinste, was der Mensch kann, das scheinbar Bedeutungsloseste, das ihm begegnet, das scheinbar Geringste, was ihm geschenkt wird – ja am Ende Dankbarkeit dafür, dass es uns überhaupt gibt. Aber es gibt uns eben nur um den Preis unserer Vergänglichkeit. Und als je vergänglicher wir uns empfinden dürfen, desto kostbarer erscheint uns der Augenblick. Das Bewusstsein von der Kostbarkeit des bewusst gelebten Augenblicks ist kein alleiniges Vorrecht der Alten. Aber ich möchte in einer Gesellschaft leben, in der wir diesen Hinweis erst recht ernst nehmen, wenn wir wissen, dass er von einem alten Menschen kommt. Der alte Mensch hat uns viel zu sagen. Wir müssen nur bereit sein, ihm eine Stimme zu geben.

Kapitel 7: Formulare als Gesprächsersatz?

Die Patientenverfügung wird immer wieder als Königsweg für die Bewältigung der Herausforderung des Sterbens in der modernen Welt dargestellt. Sie soll dem selbstbestimmten Willen des Patienten Rechnung tragen – auch seiner autonomen Entscheidung, lebenserhaltende medizinische Maßnahmen abzulehnen, wenn er in die Situation des radikalen Angewiesenseins auf andere gerät. Aber lässt sich Autonomie einfach so abrufen? Bedarf die authentische Selbstbestimmung nicht der Beziehung, des Gesprächs und der Fürsorge – gerade am Ende des Lebens? Anhand einer Patientengeschichte reflektiert das Kapitel die Vorteile und Grenzen der Patientenverfügung und setzt sich für eine Kultur der Angewiesenheit und des sprechenden Miteinanders ein.

Die Patientenverfügung

Die einseitig auf Effizienz und Selbstbestimmung ausgerichtete Denkströmung unserer Zeit kommt gerade in der Art und Weise, wie das Thema »Sterben« öffentlich verhandelt wird, sehr deutlich zum Ausdruck. Es ist kein Zufall, dass man auf die Herausforderungen des Sterbens besonders vehement mit der politischen Forderung nach einer gesetzlichen Festschreibung der Patientenverfügung reagiert hat.

> *In Deutschland ist am 1. September 2009 die Patientenverfügung erstmals gesetzlich geregelt worden, indem das Betreuungsgesetz erweitert wurde. Eine Patientenverfügung ist die schriftliche Anweisung eines Menschen im Hinblick auf den Fall des späteren Verlustes der Einwilligungsfähigkeit und in erster Linie bezogen auf medizinische Maßnahmen bzw. die Ablehnung lebensverlängernder Maßnahmen.*

Tatsächlich birgt die Patientenverfügung viele Chancen in sich. Diese stelle ich gern an den Anfang, weil es mir nicht um eine Kritik der Patientenverfügung geht, sondern darum, für einen besonnenen Umgang mit ihr zu plädieren. Die Vorteile der Patientenverfügung liegen darin, dass schon der Anlass, eine solche zu erstellen, dazu führen kann, dass Menschen sich frühzeitig Gedanken über ihre eigene Endlichkeit machen, die Patientenverfügung also die Gelegenheit bietet, sich mit dem eigenen Sterben auseinanderzusetzen. Und das neue Betreuungsgesetz, das 2009 die Patientenverfügung für verbindlich erklärte, birgt die Chance, dass damit mehr Handlungssicherheit besteht. Die Kerninhalte lassen sich in fünf Punkten zusammenfassen:

1. *Die Patientenverfügung muss schriftlich abgefasst sein.*
2. *Eine notarielle Beglaubigung ist nicht notwendig.*
3. *Die Patientenverfügung hat keine Reichweitenbegrenzung, das heißt, sie gilt nicht nur für schwere Krankheiten, sondern für jeden Zustand, den der Unterzeichner beschreibt.*
4. *Entscheidend für die Ausführung ist der Betreuer, das heißt, dass sich die Verfügung primär an den Betreuer wendet, damit dieser dafür Sorge trägt, den Inhalt zu verwirklichen.*
5. *Eine Einschaltung des Betreuungsgerichts wird nur dann notwendig, wenn ein Dissens zwischen Betreuer und Arzt besteht. In allen anderen Situationen, also immer dann, wenn der Arzt der Beurteilung des Betreuers folgt, ist kein Gericht dazwischengeschaltet.*

Gerade der letzte Punkt 5 war vor dem Gesetz zunächst nicht ganz klar gewesen. Seitdem steht aber fest, dass es keiner weiteren Instanz mehr bedarf, solange sich Betreuer (in den meisten Fällen Angehörige) und Arzt einig sind. Und gerade dieser Punkt legt eine große Verantwortung auf die Schultern des Betreuers, aber auch auf die der behandelnden Ärztinnen und Ärzte. Damit diese Verantwortung tatsächlich wahrgenommen werden kann, muss man sich auch über die Grenzen der Patientenverfügung im Klaren sein. Diese Grenzen sind zu reflektieren, nicht um die Patientenverfügung für nichtig zu erklären (dies geht ja schon rein rechtlich nicht), sondern um einen differenzierten Umgang mit ihr zu ermöglichen.

Eine Patientengeschichte

Als Einstieg in die kritische Reflexion sei eine Patientengeschichte geschildert, die Anlass für eine klinische Ethikberatung war:

Eine 83-jährige Patientin wird nach einer Synkope (Kollaps) zu Hause durch den Notarzt wiederbelebt und in die Notaufnahme der Klinik gebracht. Dort zeigt sich eine schwere Verengung der Herzkranzgefäße, die eine zweifache Herzoperation nötig macht. Im Anschluss an die OP erfolgt die Verlegung auf die Intensivstation. Der Kreislauf der Patientin kann schnell stabilisiert werden und sie wird wieder von der Beatmungsmaschine genommen. Im weiteren Verlauf wird die Patientin wacher, kommt zu Bewusstsein und wird bei guter neurologischer Prognose auf die Tagesstation verlegt. Dort entwickelt sie jedoch nach vier Tagen eine schwere Lungenentzündung, die eine Rückverlegung auf die Intensivstation erforderlich macht. Die Patientin ist nicht mehr ansprechbar, dennoch wird der Zustand als stabil bezeichnet. Aus ärztlicher Sicht ist von einer guten Prognose auszugehen, sofern die Lungenentzündung behandelt wird. Dazu ist aber eine erneute künstliche Beatmung notwendig. Trotz des hohen Alters der Patientin und ihrer Krankheitsgeschichte geht man von ärztlicher Seite davon aus, dass die Patientin nach einer mehrtägigen Beatmung und antibiotischen Therapie sich so weit erholen könnte, dass sie nach Hause entlassen werden und mit guter Lebensqualität weiterleben könnte. Die Angehörigen der Patientin weisen jedoch darauf hin, dass eine Weiterbehandlung nicht dem Willen der Patientin entspräche, und bitten deshalb, keine künstliche Beatmung mehr vorzunehmen. Die Patientin hatte vor Jahren eine Patientenverfügung verfasst, in der es heißt, sie wolle im Fall eines »unheilbaren Leidens [...] nicht mit künstlichen Mitteln am Leben gehalten« werden. In der Verfügung gibt sie weiter an, dass man sie sterben lassen solle, wenn keine »vernünftige Aussicht« auf ihre Genesung bestehe oder sie »schweres Leiden« erleben müsse und ihr eine »bewusste Existenz« nicht mehr möglich sei.

Die Angehörigen geben zu bedenken, dass die Patientin bereits in früheren Jahren auf besonders belastende medizinische Maßnahmen verzichtet habe. So sei sie bereits wegen Brust- und Darmkrebs operiert worden und habe in beiden Fällen eine chemotherapeutische Behandlung kategorisch abgelehnt, auch wenn dies mit der Aussicht auf Heilung verbunden gewesen war. Obwohl sie vor der Einlieferung in die Klinik zunehmend schwächer geworden sei, habe sie sich nicht in klinische Behandlung begeben wollen. Auch die Einsetzung eines Herzschrittmachers habe sie in früherer Zeit explizit abgelehnt. Ihre Grundeinstellung, so die Angehörigen, bestehe darin, auf medizinische Interventionen so weit wie möglich zu verzichten und das Sterben im Falle des Falles anzunehmen. Aus Sicht der Angehörigen würde man der Patientin nicht durch eine intensivmedizinische Weiterbehandlung, sondern allein durch eine Verlegung auf eine Palliativstation oder in ein Hospiz gerecht.

Diese Patientengeschichte zeigt sehr anschaulich auf, dass die Entscheidungsfindung in weiten Teilen der Medizin sich nicht an rein medizinischen Aspekten orientieren kann. Denn ob in diesem speziellen Fall eine Beatmung vertretbar ist oder nicht, lässt sich nicht aus der Beschreibung des Röntgenbildes und aus den Kenntnissen der Pharmakologie und Mikrobiologie ableiten, sondern nur im Rekurs auf ethische Maßstäbe festlegen.

Die ethische Frage lautet hier, ob man der Patientin gerecht wird, wenn man sie sterben lässt. Die Angehörigen verweisen darauf, dass das Sterbenlassen dem Willen der Patientin entspräche. Doch wie ist mit dieser Einschätzung umzugehen? Hilfreich kann hier die Patientenverfügung sein, doch die von der Patientin genannte Voraussetzung für einen Therapieverzicht (unheilbares Leiden, das keine bewusste Existenz mehr ermöglicht) ist in der jetzigen Situation nicht eindeutig erfüllt. Auch der Rekurs auf die allgemeinen Wertmaßstäbe der Patientin, wie sie von den Angehörigen geschildert werden, ist wichtig. Offensichtlich steht sie der Schulmedizin kritisch gegenüber und hat in der Vergangenheit viele sinnvolle Maßnahmen abgelehnt. Es tauchen jedoch Zweifel auf, ob diese ablehnende Haltung auch in der gegenwärtig konkreten Situation angenommen werden kann. So verweist das Behandlungsteam darauf, dass die Patientin in der Phase nach der Operation, in der sie ansprechbar war, nach übereinstimmender Einschätzung nicht zu erkennen gab, dass sie mit dem bisherigen Verlauf der Behandlung nicht einverstanden gewesen sei oder sich keine weitere Behandlung gewünscht habe.

Das Gespräch zwischen den Angehörigen und dem Behandlungsteam führte zunächst zu keinem Konsens. Das neue Betreuungsgesetz sieht in einer solchen Situation widerstreitender Auffassungen zwischen Team und Angehörigen vor, dass das Betreuungsgericht entscheidet (s. o.). Gleichwohl erschien allen Beteiligten der Gang zum Gericht nicht die beste Lösung zu sein. Daher fand ein weiteres großes Gespräch zwischen den Angehörigen und dem Team einschließlich der gesamten Leitung statt, in dem sich herauskristallisierte, dass sich bereits ein positiver Behandlungsverlauf abzeichnete. Im Hinblick auf diesen guten Verlauf entschied man sich dafür, zunächst die Behandlung fortzusetzen, aber jedwede Eskalation der Therapie zu vermeiden.

Die Patientengeschichte verdeutlicht, dass die Patientenverfügung alleine in diesem Fall keine absolute Sicherheit geben konnte, sondern erst die Verfügung im Kontext der Vorgeschichte, aber auch des aktuellen Verhaltens der Patientin zu einer Entscheidungsfindung geführt hat. Es gilt also, die Verfügung gerade in ihren Grenzen näher zu beleuchten.

Autonomie und Fürsorge

Die Patientenverfügung ist gerade in den politischen Debatten immer wieder als Instrument zur Sicherung der Patientenautonomie stilisiert worden.[61] Die Autonomie des Patienten zu respektieren ist eine Grundmaxime jeder Behandlung, weil dies nichts anderes bedeutet, als den Menschen in seiner Einzigartigkeit, Unverwechselbarkeit und grundsätzlichen Unverfügbarkeit zu respektieren. Die Autonomie zu hintergehen würde bedeuten, den Menschen in seiner Würde anzutasten. Daher ist die Patientenautonomie nicht erst über das neue Gesetz zu beachten, sondern sie ist eine Grundmaxime *aller* Behandlungen, wenn wir von einem respektvollen Umgang sprechen wollen. Die Diskussion um die Patientenverfügung wirft somit nicht die – längst entschiedene – Frage auf, ob man die Autonomie respektieren soll oder nicht. Sie lässt vielmehr die Frage aufkommen, ob mit der Patientenverfügung tatsächlich das eingelöst wird, was mit ihr in den Debatten versprochen wurde: die Autonomie zu stärken. Hier bleiben Unsicherheiten.

Autonomie wird oft erst durch Fürsorge ermöglicht

Zunächst gilt es zu bedenken, dass Autonomie im Kontext von Kranksein nicht einfach etwas ist, was man konservieren und dann – gleichsam wie mit einem Mausklick – abrufen kann. Autonomie ist etwas, das im Hinblick auf die krisenhafte Situation des Krankseins erst einmal neu entwickelt werden muss. Der Patient muss sich in ein Verhältnis zu seiner Krankheit bringen, um überhaupt in einer selbstbestimmten Weise mit dem Ende des Lebens umzugehen. Dieses Sich-ins-Verhältnis-Bringen braucht Zeit, Auseinandersetzung, Gespräche und Beratung. All das ist im Gesetz nicht vorgesehen und damit vollkommen außer Acht gelassen. Natürlich ist es möglich, dass ein Mensch eine Verfügung ausstellt und darin genau das wiedergibt, was seine Individualität ausmacht. Oft aber wird es so sein, dass Menschen erst zu ihrer Einstellung finden müssen, indem sie sich austauschen, fragen und Erfahrungen sammeln. Das Gesetz, das keine Aufklärung fordert und auch sonst keine weiteren Kriterien benennt, nach denen die Aufgeklärtheit einer Patientenverfügung bemessen werden könnte, ist sicher eine Stärkung der selbstbewussten, kundigen und krankheitserfahrenen Menschen. Ob es aber auch Patienten stärkt, die wenig Erfahrung, Auseinandersetzung und Austausch hatten und wenig selbstbewusst sind, ist eher fraglich. In jedem Fall wird es immer viele Menschen geben, die nur dann in ihrer Autonomie tatsächlich respektiert werden, wenn jemand da ist, der ihnen hilft, zu einer wohlüberlegten und ausgereiften Entscheidung über sich zu gelangen.

Ist meine heutige Einstellung auch die von morgen?

Die zweite Unsicherheit liegt in der möglichen Kluft, die sich zwischen der Einstellung von heute und der natürlich nur hypothetisch vorhersehbaren Einstellung von morgen auftut. Zwar gilt auch sonst, dass wir Verantwortung für Entscheidungen übernehmen müssen, die möglicherweise erst später relevant werden. Im Blick auf das Sterben als einer Grenzsituation des Menschen wiegt dies insofern umso schwerer, als gerade hier viele Studien belegen, dass man dazu neigt, sich in gesunden Tagen die eigene Einstellung zu einer Krankheit zu negativ auszumalen.[62] Auch hier käme einer etwaigen Aufklärungsarbeit gerade der Ärztinnen und Ärzte eine große Bedeutung zu. Eine solche wird aber nirgendwo gefordert. Ein angemessener Umgang mit der Patientenverfügung kann nach meiner Überzeugung nur dann gewährleistet sein, wenn man diese grundsätzliche Fehlbarkeit stets mitbedenkt und sich nicht in einer Sicherheit wiegt, die sich am Ende als trügerisch erweist.

Die große Gefahr der gesetzlichen Regelung der Patientenverfügung liegt gerade in der Scheinsicherheit, die die Form des Gesetzes vielen Menschen suggeriert.

Deutungsunsicherheiten

Die dritte Unsicherheit liegt in der Sprache beschlossen. Die Befürworter einer gesetzlichen Lösung gehen allzu oft davon aus, dass sich mit Worten genau das ausdrücken lässt, was später ganz konkret zu tun ist. Genau hierin liegt aber ein grundlegendes Missverständnis. Damit aus einem Schriftstück eine Handlungsanweisung resultieren kann, muss dieses zunächst einer Interpretation unterzogen werden. Man muss kein Strukturalist sein, um zu erkennen, dass dies ein sehr komplexer und äußerst anspruchsvoller Prozess ist. Vor allem gilt dies für Begriffe, die in sich wenig konkret sind, wie zum Beispiel das »menschenunwürdige Sterben« oder die »lebenserhaltenden Maßnahmen«. Unter diesen Sammelbegriffen können sich die verschiedensten Inhalte verbergen. Was genau versteht die Patientin oder der Patient unter einem »menschenunwürdigen Sterben«? Welche Maßnahmen fallen unter die »lebenserhaltenden Maßnahmen« – die künstliche Beatmung oder beispielsweise auch die Gabe von Antibiotika?

Doch auch wenn die Begriffe etwas genauer und spezifischer sind, wird man interpretieren müssen. Um gut interpretieren zu können, wird man sich in der Regel mit dem Umfeld des Patienten auseinanderzusetzen haben, denn gerade dieses wird Auskunft darüber geben können, wie der eine oder andere Ausdruck des Patienten zu deuten ist. Allein das Schriftstück zu nehmen und aus diesem – ohne Beschäftigung mit dem Kranken selbst und seinem Umfeld – eine Handlungsanweisung abzuleiten, wird kein adäquater Umgang mit der Patientenverfügung sein.

Formulare können Beziehungen nicht ersetzen

Patientenverfügungen können nur dann wirklich eine Stärkung der Autonomie bedeuten, wenn man die Verfügung nicht als Ersatz für eine Beziehung betrachtet. Diese Beziehung ist auch bei nicht (mehr) einwilligungsfähigen Patienten, etwa bei solchen mit Demenz oder mit geistiger Behinderung, möglich und vor allem notwendig. Auch und gerade im Umgang mit diesen ›schwachen‹ Patienten wird man eine gute Medizin nur dadurch erreichen, dass man sich einlässt auf den Kranken, sich mit ihm beschäftigt und versucht, auch in der Situation der Nichteinwilligungsfähigkeit auf ihn zu hören. Dieses sich Einlassen auf den Patienten wird durch die Patientenverfügung keineswegs obsolet und verzichtbar – im Gegenteil! Patientenverfügungen müssen (wenn bestimmte Kriterien erfüllt sind) unbedingt befolgt werden, aber dieses Befolgen wird dem Patienten nur dann gerecht werden, wenn davor eine Beziehung entstanden ist und dieses Befolgen eben nicht als Ersatz der Beziehung betrachtet wird.

Dieser Hinweis ist nicht rein akademisch, denn viele Ärztinnen und Ärzte haben das neue Gesetz zur Patientenverfügung mit großer Erleichterung aufgenommen. Und zwar deswegen, weil sie sich damit erhoffen, in ihrer Verantwortung entlastet zu werden. Eine Entlastung für die Ärzte, weil diese der Ansicht sind, sie bräuchten sich – wenn schon eine schriftliche Verfügung vorliegt – nicht weiter für eine gute Entscheidung persönlich zu engagieren. Es ist zu erwarten, dass sich ein Automatismus einschleicht, nach dem Motto: Liegt eine Verfügung vor, ist alles klar, liegt keine vor, muss man sich in Gesprächen mit den Angehörigen auseinandersetzen. Zwar schreibt das Gesetz vor, dass Angehörigen Gelegenheit zur Äußerung gegeben werden soll, trotzdem droht ein solcher Schematismus, allein schon deswegen, weil die modernen marktwirtschaftlich ausgerichteten Krankenhäuser durch das ökonomisierte System immer mehr auf Beschleunigung getrimmt werden und immer weniger Ressourcen für das ruhige Gespräch mit den Patienten und mit ihren Angehörigen freigehalten werden.

Fehlendes Vertrauen in die Humanität der modernen Medizin?

Menschen haben Angst vor dem Sterben. Erst recht vor dem Sterben in der Klinik, weil sie erfahren haben, dass viele Ärzte keine guten Gesprächspartner sind, wenn es um das Zulassen des Sterbens geht, sondern eher gute Techniker in der Verhinderung desselben. Diese Angst versucht man nun mit Formularen zu bändigen. Vor diesem Hintergrund können Patientenverfügungen sozusagen als Schutzschilde betrachtet werden, die Patienten sich frühzeitig besorgen, um damit zu verhindern, dass sie in den Strudel der entmachtenden »Reparaturfabrik« Krankenhaus geraten. Innerhalb einer so defizitären Medizin mag also die Patientenverfügung durchaus notwendig sein, denn würde man auf sie verzichten, liefe man Gefahr, als Mensch der Krankenhaus-Maschinerie zum Opfer zu fallen. Und doch stellt sich hier die Frage, ob die Patientenverfügung tatsächlich die richtige Lösung für das zugrunde liegende Problem ist.

Offensichtlich liegt der so breiten Verwendung von Patientenverfügungen nicht zuletzt ein fehlendes Vertrauen in die Humanität der modernen Medizin zugrunde. Dieses fehlende Vertrauen kann nicht durch eine Flut von Formularen behoben werden.

Das Gegenteil ist der Fall: Je mehr Formulare ausgefüllt werden, umso mehr wird man dem Formalistischen den Vorzug geben und durch die Beschränkung auf das Formale genau das verstärken, was der eigentliche Grund für die Etablierung der Patientenverfügung war, nämlich die unpersönliche Sprach- und Hilflosigkeit der modernen Medizin, mit diesen kritischen Lebensfragen umzugehen. Wenn tatsächlich das fehlende Vertrauen in die Medizin Ursache vieler Patientenverfügungen ist, so wäre es eine angemessene Reaktion der modernen Medizin, darin zu investieren, dass dieses Vertrauen zurückgewonnen wird.

Das Grundproblem liegt ja gerade nicht im Fehlen von Formularen, sondern im Fehlen von Beziehungen, Gesprächen und Zeit für den kranken Menschen, aber auch im Fehlen einer bestimmten Grundhaltung des Lassenkönnens, die den künftigen Ärztinnen und Ärzten im Studium kaum beigebracht wird. Betrachtet man diesen größeren Rahmen, der die Debatte um die Patientenverfügung hat aufkommen lassen, dann wird deutlich, dass die Patientenverfügung stellenweise nur eine oberflächliche Kur ist, die das Grundproblem nicht nur nicht löst, sondern eher noch verschärft. Dies gilt sicher nicht für alle Verfügungen. Wenn aber ein Großteil der Verfügungen ausgestellt wird, weil die Menschen Angst davor haben, in der Klinik sonst ihrer Würde beraubt zu werden, dann ist die Patientenverfügung lediglich ein geeignetes Mittel, sich innerhalb eines unguten Systems zur Wehr zu setzen. Eine sprachlich unbeholfene und an bloßer Zweckrationalität orientierte Medizin braucht Patientenverfügungen, damit der Mensch dadurch wieder sichtbar wird. Doch ist ein solcher Zustand nicht eher resignativ als zukunftsweisend? Zukunftsweisend kann es doch nur sein, diesen defizitären Zustand zu beheben, damit die Menschen gerade nicht mehr glauben, dass sie nur mit einer Patientenverfügung gewappnet in der Klinik als Menschen gut bestehen können. Je mehr man auf die Patientenverfügung setzt und dabei ihren größeren Zusammenhang außer Acht lässt, desto mehr kann man zum Zeugen eines Wettrüstens mit Patientenverfügungen werden innerhalb eines Medizinsystems, das in sich nur wenig Vertrauen erweckt.

Für eine Kultur der Angewiesenheit und des sprechenden Miteinanders

In den Diskussionen um Patientenverfügungen werden immer wieder Situationen benannt, in denen das Befolgen einer Patientenverfügung als Aufforderung dazu verstanden werden soll, alle therapeutischen Maßnahmen zu beenden.[63] Unter diese Situationen fallen jedoch nicht nur sogenannte »finale« Zustände, in denen technische

Maßnahmen einen unaufhaltbaren Sterbeprozess verhindern. Oft genug scheint allein die Situation der Hilfsbedürftigkeit, des Angewiesenseins auf die Hilfe anderer (siehe Kapitel 6, Seite 153 f.), die Situation des Nicht-mehr-sich-selbst-versorgen-Könnens auszureichen, um für einen Therapieabbruch zu plädieren. Es geht mir hier nicht um eine moralische Bewertung solcher Willensbekundungen, und auch nicht darum, zu sagen, dass man solche Willensbekundungen nicht befolgen solle. In einer liberalen Gesellschaft ist man gehalten, Therapieverweigerungen jedweder Art zu respektieren.

Es scheint mir wichtig, darüber nachzudenken, wie es überhaupt dazu kommt, dass Menschen heute immer mehr dazu neigen, allein den Zustand des Angewiesenseins auf andere als ausreichenden Grund dafür zu nehmen, dieses Leben in jeder Hinsicht abzulehnen.

Solange Patientenverfügungen empfohlen werden, in denen eine Ablehnung jeden Lebens formuliert wird, das nur mit Hilfe Dritter gelebt werden kann, etabliert sich eine Tendenz zur totalen Abwertung verzichtvollen Lebens, zur Geringschätzung behinderten Lebens und zur Abschaffung des gebrechlichen Lebens. Wenn solche Verfügungen zur Normalität werden, wird das Leben in Krankheit nicht als ein Leben betrachtet, das besonderer Zuwendung bedarf, sondern immer mehr als eines, das eigentlich gar nicht sein müsste, wenn man nur der »Autonomie« des Patienten mehr Raum gäbe. Dahinter verbirgt sich nicht weniger als eine Ideologie der Unabhängigkeit: Leben wird nur geschätzt, solange der Einzelne ohne Abhängigkeit von der Hilfe Dritter bestehen kann. Ab dem Moment, wo er gebrechlicher und angewiesen(er) auf andere wird, wird dieses Leben automatisch zum Unleben. Verbrämt mit einer Autonomie-Diskussion, verbreitet sich zunehmend eine Sicht auf den Menschen, nach der allein der unabhängige, sich selbst versorgende Mensch ein wertvolles und sinnvolles Leben führen kann. Für alles andere Leben erscheint es der breiten Bevölkerung nachvollziehbar, wenn der Tod dem gebrechlichen Leben vorgezogen wird.

Es wird von Autonomie gesprochen, aber im Grunde verwechselt man hier Autonomie mit Unabhängigkeit. Man verkennt, dass man auch in den Stunden der größten Gebrechlichkeit seine Autonomie bewahren kann, indem man sich so oder so zu dieser Krankheit verhält. Eine humane Medizin müsste letzten Endes dafür eintreten, dass die Angewiesenheit nicht als Defekt, sondern als Ausgangspunkt und Bestandteil einer humanen Medizin und Welt erfahren werden kann. Das Gleichsetzen von Angewiesensein auf andere und »gerechtfertigtem« Beenden medizinischer Maßnahmen, wie sie in vielen Patientenverfügungen artikuliert wird, ist Anlass genug dafür, dass sich die Medizin – als eine soziale Errungenschaft – künftig mehr auf die Patienten einlässt, mit den Patienten spricht, um ihnen als Experten für diese Krankheitszustände aufzuzeigen, wie viel Ressourcen und Potenziale in Menschen schlummern, auch dann schlummern, wenn sie hilfsbedürftig sind.

Die Antwort der modernen Medizin auf die schleichende Angst vieler Menschen vor einem Ausgeliefertsein im Sterben muss unter dieser Perspektive darin bestehen, Vertrauen und Zuversicht zu spenden – Tugenden, die weit über das hinausgehen, was in der Patientenverfügungsdebatte verhandelt wird. Zuversicht kann auch dadurch entstehen, dass man weiß, die moderne Medizin wird sich an die Formulare halten müssen; und das ist unzweifelhaft ein Gewinn, der durch das neue Gesetz ermöglicht wird. Aber es ist notwendig, Patientenverfügungen nicht wie Checklisten zu behandeln, sondern in ihnen einen Auftrag zu sehen, sich noch intensiver mit dem Patienten und seinem Umfeld zu beschäftigen. Sich allein auf das Befolgen der Patientenverfügung zu beschränken, ist keine Gewähr für eine humane Medizin. Hierfür ist es notwendig, eine neue Kultur des Sterbens auf den Weg zu bringen, eine Kultur, die tagtäglich und in jeder Begegnung mit dem Patienten realisiert wird, eine neue Beziehungsmedizin, die die Patientenverfügung als Teil einer Beziehung begreift und als Chance, früh genug über das Sterben in ein Gespräch zu treten.

Kapitel 8: Loslassenkönnen. Für eine neue Kultur des Sterbens

Das Sterbenmüssen ist eine existenzielle Grunderfahrung des Menschen. Die Aussicht auf den Tod und die Angst vor dem Leid und der Vergänglichkeit prägen das gesamte Leben. Im Zuge des Diktats der Machbarkeit tendieren wir heute dazu, auch das Sterben und den Tod als etwas Planbares zu begreifen, als etwas, dessen Zeitpunkt, Art und Umstände wir am liebsten selbst im voraus bestimmen möchten. Die aktive Sterbehilfe – also die gezielte Herbeiführung des Todes – scheint hier die probate Antwort zu sein. Aber entgleitet uns mit der Rationalisierung des Todes nicht zugleich das Geheimnis des Sinns? Können wir »gut« leben, wenn wir die Endlichkeit menschlicher Existenz verdrängen? Können wir »gut« sterben, wenn es uns nicht gelingt, uns den größeren Zusammenhängen des Lebens zu öffnen? Das Kapitel befasst sich mit dem Loslassen und dem wechselseitigen Dienst, den Lebende und Sterbende aneinander leisten können.

> *»Der Mensch ist nur ein Schilfrohr, das schwächste der Natur, aber er ist ein denkendes Schilfrohr. Das ganze Weltall braucht sich nicht zu waffnen, um ihn zu zermalmen, ein Dampf, ein Wassertropfen genügen, um ihn zu töten. Doch wenn das Weltall ihn zermalmte, so wäre der Mensch nur noch viel edler als das, was ihn tötet, denn er weiß ja, dass er stirbt und welche Überlegenheit ihm gegenüber das Weltall hat. Das Weltall weiß davon nichts.« (Blaise Pascal)*

Das denkende Schilfrohr – das ist der Mensch. Er ist von Anfang an versehrbar, von Anfang an jederzeit sterblich, aber dass er darum weiß, macht ihn zu etwas ganz Besonderem. Das menschliche Leben ist ein abschiedliches Leben, ein Leben, in dem der Abschied immer präsent und das vom Abschied durchzogen ist. Und doch möchten wir uns dem heute nicht mehr so recht stellen. So stieß ich kürzlich auf ein Interview mit einer Schauspielerin in der *Badischen Zeitung*, in dem sie Folgendes von sich preisgab: »Mein Badezimmer gleicht einer Werkstatt. Auf sämtlichen Tiegeln steht *repair*. Ich fürchte mich nicht vor dem Älterwerden. Nur den Tod, den finde ich derart überflüssig, ich könnte platzen. Ja, ich würde gern für immer leben.«

Vor dem Sterben Angst zu haben, ist ganz natürlich. Es wäre unbillig, die Angst vor dem Tod kleinreden zu wollen. Auch eine Verklärung des Leids, das mit dem Sterben verbunden ist, ist zweifellos inakzeptabel. Aber ebenso wenig kann es eine Lösung sein, es bei dieser Perspektive des Leids zu belassen. Man muss versuchen, hier weiterzudenken. Mein Gespür sagt mir, dass mit dem Leid allein nicht alles gesagt ist über das Sterben. Die österreichische Schriftstellerin Marie von Ebner-Eschenbach (1830–1916) bringt es auf den Punkt: »Der Gedanke an die Vergänglichkeit aller irdischen Dinge ist ein Quell unendlichen Leids – und ein Quell unendlichen Trostes.« Was ist damit gemeint? Wie kann uns das helfen?

Der »selbstbestimmte Tod« – aktive Sterbehilfe als ethische Resignation

Dass sich der Mensch eine weitestgehende Autonomie bis zum Ende des Lebens wünscht, ist nachvollziehbar. Aber wenn dieser Wunsch dazu führt, dass das Leben ab dem Moment, da diese autonome Kontrolle nicht mehr möglich ist, automatisch als defizitär oder gar »menschenunwürdig« betrachtet wird, wird der legitime Wunsch zur ideologischen Obsession. So wird oft suggeriert, dass die Würde im Sterben nur dann gewahrt werden könne, wenn die Kontrolle über das Geschehen erhalten bleibe. Verkannt wird hierbei grundlegend, dass das Sterben eine Lebensphase ist, die gerade dadurch charakterisiert ist, dass sie sich der absoluten Kontrollierbarkeit entzieht. Nur wenn man sich von dem Bestreben freimacht, auch im Sterben alles unter Kontrolle zu halten, wird man befähigt sein, das Sterben als einen Teil des Lebens anzunehmen.

Die Art und Weise, wie die Medien berichtet haben, als Gunter Sachs, nachdem er sich selbst die Diagnose Alzheimer stellte, seinem Leben ein Ende setzte, hat mich doch nachdenklich gestimmt. Ein Mensch tötet sich selbst, die Medien berichten geradezu euphorisch von einem Kampf für den eigenen Tod, sogar von einem würdevollen Tod – und kaum jemand zeigt Bestürzung. Und ich habe mich gefragt, wie es sein kann, dass wir scheinbar verlernt haben, angemessen auf einen Suizid zu reagieren. Wie kann es sein, dass uns nicht mehr Erschütterung überkommt, wenn wir hören, dass ein Mensch, der eigentlich noch weiterleben hätte können, zu der Auffassung kam, das Nicht-Sein sei der Existenz in unserer Gesellschaft vorzuziehen? Eine Gesellschaft, die den Selbstmord nicht mit Bestürzung auffasst, sondern ihn als eine nachvollziehbare Tat deklariert, läuft Gefahr, auch andere Menschen in den Tod zu schicken, weil auf diese Weise signalisiert wird, unsere Gesellschaft könne den Suizid nachvollziehen, ja halte ihn gar für vernünftig. Eine Gesellschaft, die es für vernünftig hält, wenn man im Angesicht von Krankheit Hand an sich legt, ist gefährlich. Denn sie wird zahlreiche Menschen, die mit sich hadern und daran zweifeln, ob ihr Leben noch wertvoll ist und ob sie nicht etwa nur noch zur Last fallen, erst recht in die Verzweiflung treiben.

Bücher, die sich für die aktive Sterbehilfe starkmachen und die Beihilfe zum Suizid eines Menschen propagieren, werden heute zu Bestsellern, weil sie eine Antwort auf die Angst und das Leiden an der Vergänglichkeit zu geben scheinen. Sie werden aber auch zu Bestsellern, weil sie ein beherrschendes Denken unserer Zeit bestätigen und bekräftigen – nämlich das Denken, dass ein Leben, das nicht mehr »autonom« gelebt werden kann, ein wertloses Leben sei. Daher der Ruf nach dem assistierten Suizid, nach aktiver Sterbehilfe, aber auch nach dem Therapieabbruch selbst dann, wenn kein finaler Zustand (die letzten Stunden bzw. Tage des Lebens) vorliegt.

Man unterscheidet vier Formen von Sterbehilfe:

1. *Passive Sterbehilfe: Verzicht, Reduktion oder Abbruch einer medizinischen Maßnahme bei einem schwerkranken Patienten*
2. *Indirekte Sterbehilfe: die medizinische Behandlung eines Leidenszustandes unter Inkaufnahme einer Verkürzung des Lebens*
3. *Aktive Sterbehilfe: das bewusste und intentionale Herbeiführen des Todes auf ausdrücklichen Wunsch des Patienten*
4. *Assistierter Suizid: Beihilfe zur Selbsttötung*

In seiner Stellungnahme zur Sterbebegleitung 2006 hat der Deutsche Ethikrat eine Abkehr von der Unterscheidung zwischen passiver und aktiver Sterbehilfe empfohlen und stattdessen dafür votiert, zwischen a. Sterbebegleitung, b. Therapie am Lebensende, c. Sterbenlassen, d. Beihilfe zur Selbsttötung und e. Tötung auf Verlangen zu differenzieren.

»Mein Tod gehört mir«

Heute versteht man Autonomie landläufig als individuelle Selbstbestimmung in dem Sinne, dass der Wille eines Einzelnen ab dem Moment, da jemand etwas für sich bestimmt, ohne anderen damit zu schaden, einen verbindlichen Charakter annimmt. Diese souveräne Selbstbestimmung soll in jeder Phase des Lebens, einschließlich der Phasen des Krankseins und Sterbens, gelten. Und doch frage ich mich: Muss nicht die Situation, in der der Wunsch aufkommt, sterben zu wollen, als eine Grenzsituation verstanden werden?

Mit anderen Worten: Kann eine solche Forderung nach Souveränität überhaupt angemessen sein für die Situation des Sterbens als einer Situation der extremen Schwäche, ja manchmal auch der Verzweiflung und Resignation? Ist die Forderung nach autonomer Entscheidung nicht möglicherweise viel zu abstrakt für die Lage extremer Not, in der sich Menschen befinden, die lieber nicht mehr sein wollen?

Diese Fragen sind insofern von Bedeutung, als es von vielen Menschen als ein »Zwang zu leben« empfunden wird, wenn man ihnen abspricht, über den Zeitpunkt ihres Todes so autonom wie möglich verfügen zu können. Offensichtlich ist dies auch der Grund für die breite Zustimmung, welche die aktive Sterbehilfe erfährt. Viele Menschen empfinden es als nicht hinnehmbare Bevormundung, wenn man ihrer Forderung, sich töten zu lassen, nicht Folge leistet. Doch schauen wir genauer hin: Kann hier tatsächlich von einem »Zwang zu leben« gesprochen werden? Kann man nicht nur zu etwas gezwungen werden, wenn es etwas zu wählen gibt, man aber nicht wählen darf? Damit stoßen wir meines Erachtens auf die Kernfrage, die sich hinter der Diskussion um die aktive Sterbehilfe verbirgt. Sie betrifft nämlich die Selbstbestimmung des Einzelnen nur vordergründig – in Wirklichkeit wird hier darüber verhandelt, ob das Leben gegeben und damit unverfügbar ist oder ob es gemacht ist und als solches zu unserer freien Verfügung steht.

> *Wer im Zusammenhang des Verbots der aktiven Sterbehilfe von Zwang zu leben spricht, geht implizit davon aus, dass das Leben nicht etwas Gegebenes ist, sondern eine Option, ja das Resultat einer persönlichen Entscheidung.*

Warum ist dieser verschleierte Zusammenhang der Geltendmachung eines Rechts auf autonome Selbstbestimmung und der Auffassung, unser Leben sei etwas, das wir – rechtlich legitimiert – beenden (lassen) dürfen, wenn wir dies wollen, so entscheidend? Er ist entscheidend, weil er die eingangs gestellte Frage, ob nicht die Situation, in der der Wunsch aufkommt, zu sterben, als eine Grenzsituation verstanden werden müsse, in einer gewissen Hinsicht konterkariert. Wenn nämlich die Autonomie einer Person so weit gefasst wird, dass sie selbst das Leben dieser Person zu ihrer Disposition stellt, dann müssen wir uns eigentlich keine Gedanken mehr machen, ob es nicht andere Wege gäbe, diese Grenzsituation aufzufangen, zu begleiten und so zu mildern. Wenn die »Autonomie« des Sterbenden in jeder Minute seines Lebens und Sterbens über alles gestellt wird, dann wird der Gedanke der Fürsorge sekundär. Die Gefahr, dass der Entschluss eines Sterbewilligen seiner Lage extremer Verzweiflung entspringt, wird dann eben, wie es Udo Reiter in seinem Plädoyer »Mein Tod gehört mir« in der *Süddeutschen Zeitung* formuliert, zu einem »Risiko«, das »unaufhebbar mit einer freien Gesellschaft verbunden« ist – und die mögliche »Fehlentscheidung«, dass wir das Leben eines an seinem Leben Verzweifelnden auslöschen, anstatt ihm zu helfen, zu einer »Konsequenz der Freiheit«[64].

»Verhinderung von unnötigem Leid«

Neben der Autonomie wird ein weiteres Argument gerne für die aktive Sterbehilfe verwendet, und das lautet, dass man mit der aktiven Sterbehilfe unnötiges Leid verhindern könne. Allerdings muss bei dieser Argumentation näher darüber nachgedacht werden, wie man Leid definieren kann. Leiden ist letztlich über die menschliche Verlusterfahrung definiert; der Mensch leidet an einer Erfahrung, die mit der eigenen Auffassung vom guten Leben in Widerstreit gerät. Es hängt ganz entscheidend von der Lebenseinstellung eines jeden Menschen ab, was als Verlust und als unerträgliches Leid angesehen wird. Daher ist das Leid nur dann unerträglich, wenn der oder die Einzelne es angesichts seiner oder ihrer privaten Lebensziele als unerträglich definiert. Abgesehen von extremen körperlichen Schmerzen gibt es kein allgemein definierbares »unerträgliches Leid«.

Da das »unerträgliche Leid« letztlich von der Einstellung und nicht von der Situation als solcher abhängt, schiene es mir eine angemessene Reaktion der Ärztin oder des Arztes zu sein, dem Patienten dabei zu helfen, sein Leben auch mit der schwersten Einschränkung nicht als sinnlos anzusehen. Aufgabe gerade der heilenden Berufe müsste es doch sein, in diesen schwierigen Situationen allen Widrigkeiten zum Trotz Perspektiven aufzuzeigen, und seien sie noch so klein. Geht man davon aus, dass »Leiden« im Zusammenhang einer ganz bestimmten Vorstellung vom »guten Leben« formuliert wird, so wäre eine angemessene Behandlung des Leidens angesichts von unheilbarer Krankheit darin zu suchen, dem Patienten Hilfe in Bezug auf die Integrierung der Krankheit in seine Vorstellung vom guten Leben anzubieten, anstatt den Patienten selbst auszulöschen. Oder anders formuliert: Wenn man davon ausgeht, dass das Ausmaß des Leidens von der Vorstellung eines leidlosen Lebens abhängt – liegt es dann nicht nahe, eher an dieser Vorstellung zu arbeiten, als das gesamte Leben zu vernichten?

Sterben heißt Loslassenkönnen

Die Fiktion eines bis zuletzt aufrechterhaltenen Lebens in totaler Unabhängigkeit scheint mir eher eine Gefährdung des guten Lebens zu sein. Denn man verdrängt hierbei die schlichte Tatsache, dass der Mensch von Anfang an und durch sein ganzes Existieren hindurch ein angewiesenes Wesen ist. Die moderne Tendenz, das Angewiesensein auf die Hilfe Dritter als Ende der Autonomie zu deuten, kann nur als Ausdruck einer Verdrängung der conditio humana betrachtet werden, hinter der nichts anderes steckt als die Angst davor, entmächtigt zu werden, die Kontrolle zu verlieren und loslassen zu müssen. Unsere Gesellschaft möchte diese Angst nicht wahrhaben und deutet sie um in ein Pathos der Freiheit. Dabei übersieht sie aber, dass echte Freiheit doch eher darin besteht, die Wesensmerkmale des Menschseins zunächst anzunehmen und zu realisieren, dass man auch angesichts der eigenen Hinfälligkeit man selbst bleiben kann, indem man lernt, loszulassen – loszulassen von der Fiktion, das gesamte Leben hindurch nie auf andere Menschen angewiesen sein zu sollen.

> *Jeder von uns wird früher oder später loslassen und sich in die Hand anderer Menschen begeben müssen, weil das Sterben ohne dieses Loslassen nicht geht.*

Wer diese Hand kategorisch ablehnt und das Leben lieber vorher abbrechen möchte, macht sich selbst zum Opfer eines lebensverneinenden Kontrollimperativs.

Gerade die Erfahrungen der Hospizbegleiter und der Palliativmedizin machen immer wieder deutlich, dass der Wunsch, zu sterben, angesichts einer schweren Krankheit meist als eine Art Durchgangsstadium zu betrachten ist, eine erste Resignation, eine Bestürzung ob der verloren gegangenen Perspektiven. Wenn wir diesen Menschen einfach nur den Weg zum assistierten Suizid bahnen, übersehen wir, dass dieses Durchgangsstadium auch überwunden und bewältigt werden kann, und zwar durch eine Kultur des Beistands und der Sorge. Zentrale gesellschaftliche Aufgabe müsste es demnach sein, den Menschen, die angesichts einer Erkrankung zunächst verzweifelt sind, etwas zurückzugeben, was heute in der Diskussion um die Sterbehilfe vollkommen vernachlässigt wird: Zuversicht, Trost und das Aufzeigen weiterhin vorhandener eigener Ressourcen. Solange ein Leben existiert, ist es wie ein Licht. Man muss nur die Augen öffnen für dieses Licht, das immer noch leuchtet.

Wir tendieren heute dazu, alles im Griff haben zu wollen, verkennen jedoch, dass es zu einem angemessenen Umgang mit dem Sterben gehören kann, dieses selbst als ein Geschick zu betrachten, als ein Widerfahrnis, das gerade dadurch Sinn erhält, dass es sich der absoluten Kontrolle durch den Menschen – glücklicherweise – entzieht. In vielen anderen Epochen hat man die Art und den Zeitpunkt des Sterbens als etwas angesehen, bei dem der Mensch keinen Anspruch auf Mitgestaltung hat. Heute jedoch wird in großem Maßstab nicht nur das Leben, sondern auch das Sterben als etwas gesehen, das der Mensch nicht mehr zu erwarten, sondern das er selbst herbeizuführen hat. Dies wird oft als Gewinn an Freiheit gedeutet; außer Acht gelassen wird aber dabei, dass dieser Wunsch zur Einflussnahme zugleich auch ein enormer Verlust und eine enorme Bürde bedeuten kann.

Die Rationalisierung des Todes und die Frage nach dem »Sinn«

Meine zentrale Kritik an den heutigen Debatten um die Sterbehilfe bezieht sich daher auf die Grundhaltungen, die den Plädoyers für den »selbstbestimmten« Tod zugrunde liegen. In all diesen Debatten werden das Sterben und der Tod nicht mehr als Weisen menschlichen Daseins begriffen. Vielmehr meint man, in ihnen nur noch das Defizitäre zu erkennen, das dann auch gar nicht mehr sein soll. Das Sterben wird nicht als Abrundung des Lebens betrachtet, sondern lediglich als Schwundstufe des Menschseins. Und weil es so begriffen wird, wünscht man sich mit dem Tod auch gleich das Sterben weg. So geht es in vielen Debatten oft sogar nicht um ein gutes Sterben, sondern um seine grundsätzliche Verbannung. Weil das Sterben gar nicht so recht zum Leben dazugehören soll, sieht man auch nicht ein, dass man auf den Tod warten soll. Es wäre doch besser, den Tod selbst nach eigenen Vorgaben herbeizuführen, als auf ihn zu warten, so das Credo. Ich denke aber, dass nur die Haltung des Erwartens, des Abwartens und Zulassens der angemessene Umgang mit dem Sterben als einem Teil des Lebens sein kann – und nicht die Haltung des Machens.

Er-warten, dass der eigene Tod im Leben heranreift, erscheint allerdings als unvereinbar mit den aktuellen Tendenzen zur Beschleunigung des Lebenstempos. Hyperaktivität, Multitasking und Multioptionen aufrechterhalten – da scheint das gelassene Abwartenkönnen nicht so recht hineinzupassen. Die modernen rationalistischen und aktivistischen Grundeinstellungen bedingen, dass wir die Art unseres Todes, seine Umstände und seinen Zeitpunkt am liebsten selbst im voraus bestimmen und planen möchten. Auf diese Weise stellt sich nichts anderes ein als eine Distanzierung vom Unbegreiflichen des Todes. Ihm als dem Unfassbaren soll durch die planerische Kontrolle das Verborgene, das Geheimnishafte entzogen werden. Und bedeutet dies nicht zugleich eine leise Tendenz zu seiner Profanisierung und Banalisierung? Wie auch immer: Der moderne Mensch kann den Tod nicht einfach auf sich zukommen lassen, er möchte ihn selbst in die Hand nehmen. So wichtig es zweifellos ist, dem Tod nicht gänzlich unvorbereitet begegnen zu müssen, und so unabweisbar, den anderen, den sterbenden Menschen darin zu unterstützen, so wenig kann man den Tod planen wie ein Projekt. Je mehr man versucht, ihn in die Hand zu nehmen, desto mehr verschließt man sich der Einsicht, dass der Tod immer etwas von einem Geheimnis bewahren wird.

> *Das Ende des Lebens bekommen wir ebenso wenig wie seinen Anfang in die Hand, gerade weil wir den Tod nicht objektivieren, sondern letztlich ›nur‹ erleiden können.*

Wir müssen die Unmöglichkeit der restlosen Objektivierbarkeit des Todes auf uns wirken lassen und uns die Unbestimmbarkeit, ja das Geheimnis des Todes wie des Lebens zugestehen, um uns einen besonnenen Umgang mit ihm zu ermöglichen. Dies hat auch etwas mit »Sinn« zu tun, da dem Sinn stets etwas Unbestimmtes anhaftet. Sinn kann und darf durchaus unbestimmt, ja diffus bleiben. Er lässt Raum für das Ungreifbare, für das Unbestimmbare, für das Geheimnis. Geheimnis aber nicht als das Noch-nicht-wissen, sondern als ein grundsätzliches Nicht-wissen-Können. Und das Nicht-wissen-Können wiederum nicht als das, was uns widersteht, sondern als etwas, das uns möglicherweise erst dazu befähigt, etwas Übergreifendes zu erahnen. Denn es geht beim Geheimnis nicht um Magie, es geht um Spiritualität.

Spiritualität als Ausrichtung auf die Sinnfrage

Mit dem Verweis auf die Spiritualität berühren wir eine Schicht des Menschen, die unbestritten konstitutiv ist für die Verarbeitung der durch das Sterben hervorgerufenen Krisensituation. Insofern ist die Spiritualität ein ganz wichtiger Aspekt des Personseins des Sterbenden, und jeder, der diesen zentralen Aspekt außer Acht lässt, wird dem Menschen als solchem nicht ganz gerecht. Dies lässt sich jedoch nur so lange behaupten, wie wir unter Spiritualität etwas sehr Allgemeines verstehen, nämlich eine untilgbare Seite des Menschen. Gemeint ist hier nicht allein die spezielle Glaubenserfahrung, die religiöse Überzeugung. Viel allgemeiner und grundlegender würde ich »Spiritualität« verstehen wollen als Ausrichtung auf die Sinnfrage, zuweilen auch als eine Form des Sinnerlebens. In jedem Fall aber als ein Verhältnis zur Welt, das das bloß Zweckhafte übersteigt, weil die Ausrichtung auf Zwecke allein ja bedeuten würde, dass man von einem Zweck zum nächsten springen und sich dabei unweigerlich in einem Gestrüpp von Zwecken verfangen müsste, ohne genau sagen zu können, wozu all diese letzten Endes dienen sollten. Spiritualität in diesem Sinn verstanden wäre also das Bestreben, über sich selbst hinauszugehen, ein »Überschreiten der Grenzen der eigenen Selbstgegebenheit und die Öffnung hin auf eine größere und mächtigere Wirklichkeit, die von der Materialität und Kontingenz des bloß Vorhandenen unterschieden ist«[65]. Dieses Element des Überstiegs des materiell Vorhandenen in eine Sphäre des Geistes lässt das eigene Selbst in einem größeren Zusammenhang erscheinen. Daher ist Spiritualität oft, aber nicht zwangsläufig, mit einer Sehnsucht nach Einheit verbunden. Die moderne Tendenz zur Rationalisierung des Sterbens übergeht die spirituelle Mitgift des Menschen, indem sie versucht, diesen geheimnisvollen größeren Zusammenhang technisch verfügbar und planbar zu machen. Damit wird sie weder dem Sterbenden noch dem Sterben grundsätzlich gerecht.

Die Spiritualität entspricht nicht nur einem Grundbedürfnis des Menschen, sich auf Ziele auszurichten, sondern sie kann von sich aus Sinn stiften, indem sie den Menschen aus der Selbstbezogenheit befreit. Diese Loslösung ist umso heilsamer, als man anerkennen muss, dass letztlich »der total auf sich selbst gestellte Mensch, der den Sinn seines Lebens ausschließlich in sich selber sucht, dazu verurteilt sein wird, im Bemühen um eine Sinnerfüllung seiner Existenz zu scheitern«[66]. Eine Möglichkeit der Sinnstiftung durch die Überwindung der Selbstbezogenheit ergibt sich nach dem Psychotherapeuten Robert F. Antoch aus der Anerkenntnis des Selbstseins im Bezogensein. Damit rekurriert Antoch wiederum auf den Begründer der Individualpsychologie Alfred Adler (1870–1937), der darauf verweist, wie sehr der Mensch zu einem »Gemeinschaftsgefühl« mit der Welt befähigt ist, aus dem die gegenseitige Bedingtheit von Individuum und Gemeinschaft deutlich hervorspringt. Spiritualität im oben angedeuteten Sinne, nämlich als Ausrichtung auf die Sinnfrage, könnte man demzufolge auch als Schritt zur Beziehungsfähigkeit verstehen, als geistigen Weg zur Herstellung einer Beziehung zur Gemeinschaft und zur Welt. In Anlehnung an Adler ließe sich sagen, dass Spiritualität zu der Überzeugung führen kann, dass jeder Mensch letztlich von der Gemeinschaft alles empfangen hat, was er ist, und dass er als Mensch weiterhin aus dem Gemeinsamen schöpft und schöpfen kann, wenn er sein Leben und Sterben gestaltet. Aus diesem Gemeinschaftsgefühl strömt das Gefühl der Dankbarkeit, das als eine eigene Kraft anzusehen ist. Dankbarkeit für das Gegebene, für das, was man vorgefunden hat, ohne Zutun, für das, was man ist, ein gegebenes Wesen, zu dessen Gegebensein man selbst nichts getan hat. Dankbarkeit also im Sinne der Empfindung des grundlegenden »Verdanktseins«.

Der »private« Tod und die Gemeinschaft

Zu der modernen Tendenz einer Rationalisierung des Sterbens hinzu tritt dagegen zunehmend die Tendenz zu seiner Privatisierung. Der Tod ist weitgehend zu einem nur noch individualisierten Ereignis mutiert. Wenn wir den Tod nicht mehr als Teil eines Gemeinsamen betrachten können, sondern nur noch als »eigenen« Tod (und damit zugleich als Tod des Eigenen), so haben wir den Tod herausgelöst aus den sozialen Bezügen, herausgelöst aus der Welt der Gemeinschaft. Er ist in das Private freigegeben, gerade weil er nicht mehr als Teil einer Kultur betrachtet wird, sondern als Produkt des Meinigen.

Natürlich ist es ganz zentral, dass jeder auf seine Weise stirbt. Martin Heidegger hat die Wendung von der »Jemeinigkeit des Todes« geprägt und auch in der Dichtung Rainer Maria Rilkes finden wir den Gedanken, dass jeder »seinen eigenen Tod sterben können« soll, eindringlich entfaltet. Dennoch darf man nicht verkennen, dass auch und gerade für den eigenen, individuellen Tod eine Gemeinschaft notwendig ist, eine Gemeinschaft, die Stabilität verleiht, eine Gemeinschaft, die sozusagen die Ermöglichungsbedingung für den eigenen Tod darstellt. Früher waren es die sozialen und religiösen Normen, die durch die Selbstverständlichkeit einer sozialen Gemeinschaft Halt boten und den Menschen (bei allem dazugehörigen Konformitätsdruck) niemals in die Vereinzelung entließen. Der Tod war *auch* ein soziales Ereignis.[67] Heute soll der Tod gänzlich ein privates, individuelles Ereignis sein – und doch spüren wir, dass sich ohne Gemeinschaft, ohne ein Gegenüber nicht gut sterben lässt.

Der französische Philosoph Paul Ricœur (1913–2005) macht in seinen unter dem Titel *Lebendig bis in den Tod* veröffentlichten Nachlassnotizen das »allen gemeinsame Sterbenmüssen« ausdrücklich zum Thema. Nach ihm ist das Sterbenmüssen etwas, das wir nicht nur alle teilen, sondern in dem wir füreinander eine fundamentale Bedeutung gewinnen können – dadurch, dass wir einander dabei begleiten. Dem Sterbenden beizustehen, statt ihn nur zu »überleben«, an seinem Sterben, in dem er uns vorausgeht, Anteil nehmen, statt ihn gewissermaßen von außen lediglich als verschwindendes Leben zu begreifen – nur so werden wir nach Ricœur dem Sterbenden in seinem Sterben als einer Vollendung des Lebens gerecht. Die Erfahrung des Todes, wenn wir uns ihr denn stellen, verläuft somit notwendig durch die Gemeinschaft, durch das Gegenüber, den Anderen und gewinnt darin zugleich eine tröstliche Dimension. Zwar muss jeder im Moment seines Todes eben diesen »seinen« Tod sterben, *aber er stirbt ihn doch nicht allein.* Oder anders: Sein Sterben ist nicht allein durch die »Vereinzelung« gekennzeichnet, sondern durch eine solidarische Gemeinschaft von Mitmenschen und damit durch eine Art »Wiederauferstehen«, wie Ricœur sagt, in der Gemeinschaft der Lebenden.

Palliativmedizin und Hospizarbeit betrachte ich als einen notwendigen und heilsamen Gegenpol zu den Individualisierungstendenzen der Moderne, weil über die Hospizarbeit eine neue soziale Gemeinschaft ermöglicht wird. Gemeinschaft mit den Hospizbegleitern, aber auch Gemeinschaft mit den Angehörigen, den Nachbarn und den verschiedenen Berufsgruppen, die selbst eine Gemeinschaft bilden. Ein wichtiger Sinn der haupt- und ehrenamtlichen Hospizarbeit besteht also darin, eine Gemeinschaft zu stiften mit dem Sterbenden, weil nur über diese Gemeinschaft das Sterben eben nicht einfach hingenommen, sondern auf das Leben und die Lebenden zurückgewendet wird. Und zwar nicht im Sinne einer Lebensverlängerung, sondern im Sinne einer Intensivierung des Erlebens, eines Zulassens von »Leben erleben« im Sterben. Muss nicht, so fragt auch Ricœur, das Leben im Angesicht des Sterbens in Großbuchstaben geschrieben werden, da es sich hier in seine äußerste Dichte versammelt, in sein fundamentales Mysterium?[68]

Sein Leben annehmen können

Worauf kommt es also beim Umgang, bei der Begleitung Sterbender an? Die Antwort eines Helfers auf diese »Grenzsituation«, wie es der deutsche Psychiater und Philosoph Karl Jaspers (1883–1969) genannt hat, kann nur eine »umfassende« sein, nämlich die Antwort einer Person, eines ganzen Menschen – und eben nicht bloß die Antwort eines versierten Dienstleisters. Auch heute noch sollten wir Medizin als Caritas verstehen, als eine, wie es das lateinische Wort nahelegt, aus Hochschätzung entspringende Nächstenliebe, als eine *Sorge* im Dienste des Anderen. Diese Sorge um den Kranken kann dann zu einer Hilfe für den anderen werden, wenn sie eine Hilfe zur Bewältigung wird. Hilfe zur Bewältigung einer Lebenskrise, die das Sterben darstellen kann, aber nicht zwingend muss.

Wenn der Mensch im Sterben durch eine Krise geht, weil sein Blick auf sein Leben so brennend klar wird und die Anerkenntnis des Unwiederbringlichen, des ein für alle Mal geschehenen Lebens sehr schmerzhaft sein kann, dann braucht dieser sterbende Mensch jemanden an seiner Seite, der ihn vielleicht doch noch neu öffnen kann für den Wert des Gewesenen und für den Wert des zwar vergehenden, aber eben noch seienden Lebens, für die Lebensflamme, die zwar kleiner wird und größere Schatten wirft, die aber immer noch brennt und Licht gibt. Sterben geht oft mit Leiden einher. Es ist aber nicht allein das Leiden an den Schmerzen, die man meist behandeln kann, es ist vor allen Dingen das Leiden an der Unwiederbringlichkeit des Gewesenen, an dem Leben, dessen Vergangenheit feststeht und dessen Zukunft immer weniger wird. Das bevorstehende Sterben bedeutet, sich damit anfreunden zu müssen, dass man in einem ständig wachsenden Umfang schon gelebt *hat* und fast alle Karten ausgespielt sind.

Letzten Endes ist das Sterben eine Art Probe darauf, ob man es schafft, das selbst gelebte Leben als solches anzunehmen.

Das Sterben ist die Probe darauf, ob man sich mit der eigenen Lebensgeschichte anfreunden kann oder nicht. Je authentischer und erfüllter das Leben war, umso leichter wird es fallen, zu sterben, weil es leichter fällt, sich mit dem Unwiederbringlichen anzufreunden. Ein Leben aber, das am Leben vorbeigelebt wurde, tut angesichts des Sterbenmüssens besonders weh, weil man nur in begrenztem Maße eine neue Chance erhält. Und gerade hier erhält die Sorge um den Sterbenden eine besondere Bedeutung. Die Sorge, möglicherweise doch noch verdeutlichen zu können, dass jedes Leben zwangsläufig fragmentarisch bleibt und dass das eigene Leben auch in seinem Fragmentarischen und Unperfekten vielleicht doch einen tiefen Sinn hatte. Die Sorge, die darin bestehen kann, dem Leidenden dabei zu helfen, Frieden zu finden – mit sich und seinem gelebten Leben.

Vor diesem Hintergrund müssen wir uns vergegenwärtigen, dass das Heilsame der Sterbebegleitung gerade darin liegen kann, dass aus der Begegnung mit einem Helfer für den Sterbenden eine neue Kraft entspringt: die Kraft, die Dinge der Welt, sein eigenes Leben anders zu sehen als zuvor. Diese neue Kraft, die Welt anders zu sehen, wäre so etwas wie eine tiefer gehende »Therapie«, die am Ende gerade dadurch zur echten Lebensstütze wird und eine akzeptierende Grundhaltung sich und der Welt gegenüber ermöglicht. Eine solche »Therapie« könnte man somit als Hilfe zur Annahme der eigenen Begrenztheit, zur Annahme der Welt in ihrem Sosein und seiner selbst betrachten. Begleitung sterbender Menschen in einem tieferen Sinne könnte bedeuten, dem Patienten zu helfen, sich in ein gutes Verhältnis zum eigenen Leben, Kranksein und Sterben zu setzen. Dies hieße auch, dem Sterbenden dabei zu helfen, das Sterben nicht einfach auszuklammern, zum Beispiel mit Hilfe des assistierten Suizids, mithilfe der aktiven Sterbehilfe, mithilfe entsprechender Patientenverfügungen, sondern es selbst zu bewältigen.

Wie könnte ein gutes Sterben aussehen?

Das Sterbenmüssen ist nicht bloß eine Form der Sterbensnot, es ist eine Form der Lebensnot; das Sterben verweist auf das Leben, das man gelebt hat und das sich nicht noch einmal leben lässt. In dieser Not gilt es, Hoffnung und Zuversicht zu geben. Und Hoffnung haben heißt, befähigt werden, mit diesem stattgehabten Leben Frieden zu schließen, um daraus die Zuversicht zu erlangen, dass dann alles gut wird. Das Annehmen des stattgehabten Lebens, das nicht noch einmal gelebt werden kann, eine solche Annahme wäre der Weg zur Bewältigung des Leidens am Sterbenmüssen. Der Sterbende braucht ein Gegenüber, das ihn aufschließt für diese Dimension. Selbst im Angesicht des Sterbenmüssens liegt immer noch eine Chance, liegt der gute Weg dahin, ein Gutes, das dieses Sterben begleiten kann. Das ist die grundlegende Hoffnung, die sich auf ein lösendes Wort richtet. Es geht hier also um ein Wort, das dem Menschen dabei hilft, sich weiterhin getragen zu wissen, das Wort, das den Menschen auch im Angesicht eines enger gewordenen Horizonts noch zu tragen vermag, ihn immer noch in seinem Leben weiterbringt. Es geht letzten Endes um ein Wort, auf das der Mensch vertrauen kann, ein Wort, das Vertrauen einflößt, das Vertrauen spricht. Deswegen lässt sich sagen, dass ein entscheidendes Kennzeichen der Hoffnung für den Menschen das Hoffen auf ein Wort ist.

Eine zentrale Aufgabe der Sterbebegleitung müsste in meinen Augen darin liegen, den sterbenden, aber noch lebenden Menschen zu öffnen für ein vielleicht lange zugedecktes Gefühl der Dankbarkeit für das Leben schlechthin. Gelänge es, diesem Grundgefühl neuen Raum zu geben, hätte man das Höchste erreicht, was man überhaupt erreichen kann in der Sorge um den Anderen, weil sich durch dieses Grundgefühl der Dankbarkeit alles verändert. Es stellt sich dann nicht äußerlich, sondern vor allem innerlich im Sterbenden eine Gelöstheit ein, eine Zufriedenheit mit der Welt und ein Sich-Anfreunden mit dem Gewesenen. Dieses Sich-Anfreunden kann man nicht verordnen, aber man kann helfen, dass der Sterbende sich vielleicht neu dafür öffnen kann.

Überwindung der Selbstbezogenheit

Das Sterben lässt sich nur bewältigen, wenn es dem Menschen gelingt, das Diktat des Machen- und Verfügenwollens und der Kontrolle weitgehend abzustreifen und sich für die Einsicht zu öffnen, dass dem Sterben in der Haltung des Machens nicht adäquat begegnet werden kann. So wird gerade am Ende des Lebens so klar wie nie zuvor, dass jeder von uns nur auf dem Boden vieler Vorgaben zum Leben kommt und auf dem Boden ebensolcher Vorgaben wieder zurückkehrt. Wir können weder sagen, wir hätten die Welt, in die wir hineingeboren wurden, gemacht, noch können wir sagen, wir würden unser Ende »machen«.

Das Sterben verdeutlicht das Verbundensein des Menschen mit einem größeren Gefüge, aus dem er stammt und in das er in irgendeiner Form wieder entlassen wird. Dieses Gefüge anzuerkennen und anzunehmen erscheint mir sehr wichtig für ein gutes Sterben.

Gerade im Sterben wird aber noch etwas anderes deutlicher als je zuvor: dass das Leben, das da zu Ende geht, jeder Mensch einfachhin empfangen hat. Er hat das Leben schlichtweg geschenkt bekommen. Er hat es sich nicht ausgesucht und auch nicht gemacht. Er hat nichts dafür getan, dass er existiert. Er ist ein Mensch, der grundsätzlich sein Leben verdankt. Und wenn man sich dies klarmacht, so wird einem aufleuchten, dass das Leben nicht weniger als ein Geschenk ist. Ein Gedanke, der sehr tröstlich sein kann, weil er einen freimachen kann von Ansprüchen an dieses Leben, und sei es vom Anspruch, länger leben oder das Ende selbst festlegen zu wollen. Wenn das Leben geschenkt worden ist, so sind der angemessene Umgang mit diesem und die Reaktion auf dieses Leben nicht die Haltung des Anspruchs, sondern die der Dankbarkeit, dass dieses überhaupt ist.

Von dieser »aufleuchtenden Dankbarkeit« her geht Paul Ricœur in seinen Überlegungen noch einen Schritt weiter: Er wendet den Dienst, den derjenige, der den Sterbenden begleitet, an diesem leistet, zuletzt um in einen Dienst, der nun vom Sterbenden ausgeht und der etwas zu tun hat mit dieser »im Angesicht des Wesentlichen« empfangenen Dankbarkeit. Die in der Grenzerfahrung des Sterbens aufbrechende Empfänglichkeit für das Wesentliche lässt nämlich das Leben, das sich im Sterbenden verdichtet, gewissermaßen zurückfließen in den Anderen, wird selbst zu einer Gabe, die der Sterbende dem, der an seiner Seite ist und in dessen Begleitung er seinen Tod sterben darf, übergibt. Auf diese Weise könnte man, so schreibt Ricœur, den Akt des Sterbens in einem tieferen Sinne zugleich als einen Akt des Lebens verstehen, als einen wechselseitigen »Dienst am Anderen«.[69]

Zur Bedeutung der Gelassenheit am Lebensende

Vor dem Hintergrund dieser Überlegungen plädiere ich daher für eine neue Hochschätzung der Gelassenheit, gerade im Umgang mit dem Sterben. Gelassenheit nicht im Sinne der Passivität, sondern im Sinne der dankbaren Annahme des Gegebenen, der Gabe. Die *Begrenztheit* des Lebens ist etwas Gegebenes, und gerade in ihr liegt eine große Chance, Sinn oder das »Wesentliche«, wie Ricœur sagte, zu erfahren. Ohne die Begrenztheit des Lebens könnte man dem Leben keinen Sinn geben, weil die etwaige Endlosigkeit des Lebens es dem Menschen verunmöglichen würde, sein Leben sinnvoll zu gestalten. Wenn man endlos lebte, könnte man das, was man heute tun wollte, genauso gut auch in hundert Jahren tun. Warum also heute? Warum also jetzt?

Die Tatsache also, dass wir sterben müssen, ist insofern keine Tragik, sondern unsere Rettung. Wie der schon erwähnte Philosoph Martin Heidegger es auf den Punkt gebracht hat: Der Tod ist der Bevorstand des Lebens. Er ist jederzeit präsent, und allein im Bewusstsein des Todes werden wir dazu angehalten, unser Leben zu gestalten, Sorge für es zu tragen. Das Sterbenmüssen ist also kein Reservat der späten Jahre, sondern die Grundsignatur des gesamten Lebens. Und je präsenter man sich das Sterbenmüssen vor Augen hält, umso bewusster wird man leben können.

Gegeben ist nicht nur die Endlichkeit des Lebens, sondern auch die Ungewissheit unserer Todesstunde. *Mors certa, hora incerta* lautet eine sprichwörtliche Wendung: So gewiss der Tod jedem Menschen bevorsteht, so ungewiss ist die Stunde, in der er eintritt. Was für ein Segen doch diese Ungewissheit ist! Gerade weil wir wissen, dass wir sterben werden, aber nicht genau, wann dies sein wird, können wir auf dem Boden dieser Ungewissheit sowohl Hoffende als auch Abwartende sein. Wir verkennen heute, im Zeitalter des Managements, dass es letztlich die Offenheit des Lebens, die Ungewissheit um die Zukunft ist, die unserem Leben Sinn verleihen kann. Wenn wir genau wüssten, was morgen ist, wenn alles ganz nach unserem Plan verliefe, dann würde dieses Leben an Sinn verlieren. Wir hätten lediglich das Gefühl, Vollstrecker eines Plans zu sein, aber nicht das, unser Leben authentisch zu gestalten. Denn als seine Gestalter empfinden wir uns nur dann, wenn sich im Leben das Unerwartete ergibt, wenn es gespickt ist mit Unvorhersehbarem, Unwägbarem und wenn es voller Ereignisse ist, die uns überraschen. Auch das Unerbetene gehört zu den Dingen im Leben, die ihm Tiefe verleihen und uns die Chance geben, uns als die Gestalter unseres Lebens zu erweisen, weil wir im Angesicht dessen, was wir weder abwenden noch ändern können, doch immer noch wir selbst sein können: Wir selbst, die wir unseren eigenen Umgang mit dem Unerbetenen üben und es in einer Weise aufgreifen, wie nur wir es können – und uns so verwirklichen.

Die Freiheit, die wir als Menschen haben, realisiert sich nicht im Vollzug eines vorgegebenen Plans, sondern gerade in der Konfrontation mit dem, was wir uns nicht ausgesucht haben.

> ***Wir empfinden uns gerade dann als freie Menschen, wenn wir das Gefühl haben, dass wir uns bewährt haben im Umgang mit dem, was wir uns nie ausgesucht hätten.***

Sicher, es geht nicht darum, das Unerbetene schönzureden. Das Unerbetene ist unerbeten und daher wäre es besser, wir hätten es nicht. Ein Leben aber, in dem wir nichts Unerbetenes hätten, in dem uns weder etwas herausfordern noch überraschen noch vor eine Aufgabe stellen würde, wäre vermutlich ein durch und durch sinnloses Leben. Denn was sollten wir damit anstellen? Mir ist vollkommen klar, dass es sich hierbei um eine Gratwanderung handelt: Was ist zerstörerisch im Unerbetenen und was Chance? Und doch verkennen wir oft unsere Ressourcen, wir verkennen, wie viel wir mitbekommen haben an tiefen inneren Reserven, die wir nur zu mobilisieren uns getrauen müssen. Es war Viktor Frankl (1905–1997), der österreichische Psychiater und KZ-Überlebende, der uns sehr deutlich vor Augen geführt hat, dass der Mensch eben nicht am Leiden an sich zerbricht, sondern nur am sinnlosen Leiden.

Gerade im Umgang mit dem Sterben aber ist es nicht das Unerbetene, sondern die Ungewissheit, die uns rettet. Nicht wissen, wann? Viele Menschen möchten heute nicht mehr auf eine ungewisse Stunde warten, sondern selbst festlegen, wann und in welcher Form sie sterben. Sie möchten sich nicht dem Gegebenen hingeben, sondern auch den Todeszeitpunkt in die eigene Hand nehmen und gestalten. So habe ich zahlreiche Patienten erlebt, die zum Beispiel als ALS-Patienten, das heißt als Patienten mit Amyotropher Lateralsklerose, einer degenerativen Erkrankung des motorischen Nervensystems, beschlossen haben, dass sie lieber sterben wollen, bevor sie beatmungspflichtig werden. Sie hätten also den Zeitpunkt ihres Todes selbst bestimmen können, und doch haben sich viele von ihnen am Ende vor dieser Festlegung doch gedrückt, weil sie Zweifel hatten, ob das wirklich der richtige Zeitpunkt wäre, ob es nicht vielleicht doch zu früh wäre. Viele haben den festgelegten Zeitpunkt immer wieder verschoben, bis der Tod dann von sich aus kam. Was ich damit sagen will: Heute möchten wir das Gegebene nicht akzeptieren, wir möchten selbst gestalten, aber dieses Selbst-Gestalten, Selbst-Festlegen kann auch eine große Belastung sein. Daher erscheint mir die Grundhaltung der Gelassenheit, des Erwartens die für das Sterben geeignete zu sein, zumal sich auch nur in ihr die Möglichkeit auftut, zum Sterben sozusagen heranzureifen und mit diesem das Leben nicht abzubrechen, sondern es abzurunden.

Jeder Mensch ist wiederum einzigartig und hat ganz eigene Ziele. Daher ist es wichtig, auch in der letzten Lebensphase Räume zu schaffen, damit jeder Mensch auf die ihm eigene Weise sterben kann: Räume für einen eigenen Tod, was eben nicht zwangsläufig einen Tod für sich allein bedeuten muss. Hilfe für sterbende Menschen kann nur realisiert werden, wenn wir sie als einzigartige Menschen betrachten, die auch in ihrer letzten Lebensphase über große Potenziale verfügen. Es müsste Aufgabe sein, in jedem Gespräch diese spezifischen Potenziale aufzuspüren und den gebrechlichen Menschen für die Einsicht zu öffnen, dass es nie einen Zustand geben kann, in dem sie völlig ausbleiben. Hilfe für Menschen am Lebensende bedeutet daher vor allen Dingen, dafür zu sorgen, dass eine Kultur des Sterbens entsteht, die übersät ist mit Trost und Zuversicht spendenden Mitmenschen, die in einer guten Beziehung zu dem Sterbenden stehen. Letztlich wird nicht das Machenkönnen, sondern die Zuversicht des Menschen auf eine Gemeinschaft von Mitmenschen der beste Trost und damit die beste Grundlage für ein Sterben in Würde sein.

Denn nicht das Machen und Produzieren von Gesundheit, nicht das Herstellen eines leidlosen Lebens ist die letzte Aufgabe der Medizin, wie aller sozialen Berufe, sondern doch das Versprechen, da zu sein, wenn »nichts mehr zu machen ist«, weil gerade dann das Eigentliche »gemacht« werden kann: die noch verbleibende Lebenszeit mit einer lebensbejahenden Grundhaltung anzufüllen. Genau das verstehe ich als die zentrale Tugend des Arztes, die nichts anderes sein kann als eine der sich verschenkenden Liebe zu dem Kranken. Darin liegt wohl das größte Geschenk, das man einem sterbenden Menschen machen kann: durch die wertschätzende Zuwendung dem Patienten dabei zu helfen, Ja zu sagen zu seinem eigenen Leben, und dies auch in der schwächsten und letzten Stunde.

Epilog: Das Glück liegt in unserer Einstellung zur Welt

Nun haben wir einen weiten Bogen gespannt, die zentralen existenziellen Fragen des Menschen berührt, und immer wieder stießen wir auf die Grundfrage: *Wollen* wir das überhaupt, was wir (technisch) *können*? Immer wieder sind wir an den Punkt gelangt, wo uns klar wurde, dass das, was uns zunächst als heilsame Überwindung einer Grenze erschien, bei genauer Betrachtung zugleich die Gefahr aufzeigte, dass wir zu Gefangenen des Machbaren werden. Was auf den ersten Blick eine Befreiung von den Fesseln der Natur zu sein schien, entpuppte sich oft als Einzwängung in ein neues Diktat, nämlich das Diktat der sozialen Erwartung – nicht zuletzt der Erwartung, dass das, was möglich ist, auch realisiert wird. Und doch wäre es eine zu billige Kritik, wollte man die technischen und naturwissenschaftlich ermöglichten Grenzerweiterungen pauschal verurteilen. Die meisten von uns verdanken ihre Gesundheit, oft sogar ihr Leben genau dieser Technik und dem naturwissenschaftlichen Zugang auf den Menschen, wie er in der Medizin gelehrt wird. Daher kann die Lösung der Probleme keine pauschale Machbarkeitskritik sein. Es geht vielmehr darum, kritisch und differenziert unterscheiden zu lernen zwischen dem, was uns befreit, und dem, was uns versklavt. Bis wann verhelfen uns die Möglichkeiten zu einem erfüllteren und freieren Leben? Ab wann tun sie dies nicht mehr, sondern beginnen, uns zu beherrschen? Am Ende dieses Buches steht daher keine destruktive Kritik, sondern eine konstruktive Ethik, nämlich die Ethik der Besonnenheit.

Medizin der Besonnenheit

Auf meine Kritik einer Medizin ohne Maß, die nur das Machen kennt und kein Innehalten und die kein Verständnis vom Sinn der Grenze besitzt, habe ich die Besonnenheit als eine Lösung, als Richtschnur für die dargelegten Probleme vorgeschlagen. Wenn wir Besonnenheit hören, so denken wir vielleicht an Besinnlichkeit, an Nichtstun, an Zaudern. Aber das Gegenteil ist der Fall. Der Begriff der Besonnenheit wurde bereits von Homer als Gegensatz zur Hybris (»Selbstüberschätzung«) verwendet; wörtlich bedeutet er in seiner ursprünglich griechischen Version der *sophrosyne* nichts anderes als »gesunder Sinn«. Platon beschreibt die Besonnenheit als »Harmonie des Ganzen« und als »Gesundheit der Seele«. Die treffendste Beschreibung liefert sicher Arthur Schopenhauer (1788–1860), wenn er betont, die Besonnenheit bestehe in der Fähigkeit, vom Augenblick Distanz zu gewinnen und »das Ganze des Lebens zu übersehen«.

Für die Themen in diesem Buch spielen vor allem drei Aspekte der Besonnenheit eine Rolle:

1. Besonnenheit setzt Klugheit und Realitätssinn voraus. Das heißt, dass man die Realitäten so anerkennen muss, wie sie sind. Ein besonnener Mensch ist kein Träumer. Er imaginiert keine Welt wie sie sein *sollte*, ohne sich zugleich auf die Welt, deren Teil er ist, zu beziehen. Das heißt also, dass der Realitätssinn eine Grundbedingung für besonnene Entscheidungen ist. Realitätssinn zu haben bedeutet allerdings nicht, dass man sich zu schnell zufriedengibt mit dem, was ist. Ich denke, ein besonnener Mensch nimmt die Realität zur Kenntnis, ohne sie als unabänderlich hinzunehmen. Das ist der springende Punkt. Der besonnene Mensch ist ein Mensch mit Zuversicht, nämlich der Zuversicht darauf, dass es sich lohnt, für eine Änderung der Realität einzutreten und daran zu glauben, dass das, was heute ist, nicht immer so bleiben muss. Eine Zuversicht in der Weise, dass sie nicht mit dem hadert, was ist, und sich resigniert dem Gefühl der eigenen Machtlosigkeit hingibt, sondern in dem scharfen Blick auf die Realität zugleich die Chance wittert, dieses Sosein zum Ausgangspunkt einer Veränderung zu nehmen – und sei es einer Veränderung der eigenen Einstellung zu dieser Realität. Es liegt an uns, ob wir die Realität resignierend hinnehmen und

sie damit zementieren oder ob wir sie als Ausgangspunkt und Chance begreifen, uns im Angesicht dieser jetzigen Realität so zu verwirklichen, dass wir sie dadurch, dass wir sie gestalten, in kleinen Schritten verändern.

> *Es macht einen zentralen Wesenszug der Besonnenheit aus, dass sie eine Harmonie herstellt zwischen dem, was ist, und dem, was idealerweise sein könnte.*

2. Neben dem Realitätssinn gehört eine innere Ruhe zur Grundvoraussetzung der Besonnenheit. Es ist wichtig, dass der Mensch sich von den Angeboten und Verheißungen nicht einfach mitreißen lässt, sondern dass er eine reflektierte Haltung dazu einnimmt. Besonnenheit meint, dass man sich nicht überrollen lässt von Entwicklungen, sondern dass man ihrer scheinbaren Eigengesetzlichkeit die Kraft der Reflexion entgegenstellt, um sie so beherrschen zu können. Wer reflektiert, ist auch nicht einfach gegen eine Entwicklung, sondern wägt in Ruhe ab. Und zwar nicht einfach Nutzen und Risiko, sondern die Frage, was das Neue für das eigene Selbstverständnis bedeutet. Es geht eben nicht um die kalkulatorische Reflexion, das Durchrechnen. Besonnen ist vielmehr jemand, der die Zielsetzungen selbst zu hinterfragen versteht, also jemand, der gerade das Grundlegende und Nichtquantitative zum eigentlichen Reflexionsinhalt macht. Auf uns gewendet können wir Besonnenheit letzten Endes so verstehen, dass sie eine Voraussetzung für das Selbstsein ist, für ein reflektiertes Selbstsein insofern als sie uns vor einer unbedachtsamen Preisgabe der eigenen Authentizität bewahrt. Aber es ist ja nicht nur die Ruhe im Denken, also nicht nur eine Verstandestugend, die hier zählt, sondern Besonnenheit meint unweigerlich auch eine Charaktertugend: die Tugend der Standfestigkeit und der »inneren Überlegenheit«. Dazu ist es notwendig, dass man ein Verhältnis zu sich selbst entwickelt, das

einen davon abhält, maßlos zu sein in den eigenen Ansprüchen an das Leben, und auch davon abhält, maßlos zu sein mit den eigenen Affekten. Ein besonnener Mensch hat gelernt, sich von diesen Gefühlen nicht übermannen zu lassen, weil er weiß, dass sie ihn dazu verleiten, die Welt einseitig zu sehen und womöglich Entscheidungen zu fällen, die sich als kurzsichtig erweisen könnten.

Besonnenheit impliziert ein Maßhalten mit den Gefühlen, es impliziert, ein Maß zu finden in den Gefühlen von Angst, aber auch Hoffnung, ein Maß zu finden in den Gefühlen von Sehnsucht, aber auch von Besorgnis.

3. Besonnenheit setzt drittens ein Handelnwollen voraus. Das ist entscheidend. Denn gerade die semantische Nähe der Besonnenheit zu dem Begriff der Besinnlichkeit könnte zu dem Missverständnis verleiten, es ginge im Zuge einer Ethik der Besonnenheit darum, alles so hinzunehmen wie es ist, und die innere Regung, etwas zu verändern, einfach zu unterdrücken. Das wäre ein durch und durch falsches Verständnis von Besonnenheit. Ein besonnener Mensch ist vielmehr ein Mensch, der – nicht auf den ersten Impuls hin, aber doch nach einer angemessenen Phase der Reflexion – auf ein Handeln hin ausgerichtet ist. Ein Mensch, der sich entscheidet, der sich entscheiden *kann* für dieses oder jenes Handeln. Jemand, der sich schlichtweg in Duldsamkeit übt, mag zwar gelassen sein (und das ist ein hoher Wert), aber besonnen ist er damit nicht automatisch. Die Besonnenheit erkennt die Ziele, für die es sich zu handeln lohnt, und sie verwirklicht sich, wenn nach der Unterscheidung eine Entscheidung steht und mit der Entscheidung zugleich der unbeirrbare Wille zur Umsetzung des Entschiedenen. Eine Ethik der Besonnenheit versucht also immer das Ganze zu sehen und

fordert auf, sich im Hinblick auf das Ganze für die Realisierung des erkennbaren Guten im Sinne des guten Lebens einzusetzen.

Vielleicht könnte man die Ethik der Besonnenheit auch dadurch verdeutlichen, dass man sie in Analogie zu einem Tier bringt, das seit jeher als Inbegriff der Besonnenheit gilt: der Eule. Die Eule hat so hochentwickelte und riesengroße Augen, dass sie Dinge sehen kann, die anderen Tieren verborgen bleiben. Da sie über ein Sehfeld von 70 Grad verfügt, kann sie nahezu überall sehen. Der Kopf der Eule lässt sich um bis zu 270 Grad drehen, besitzt also eine bemerkenswerte Flexibilität und Anpassungsfähigkeit. Die Eulenaugen sind überall, sie überblicken die Welt. Und sie überblicken die Welt auch bei Nacht, weil ihre riesengroße Hornhaut sie dazu befähigt. Hinzu kommt ihr außergewöhnliches Hörvermögen, so dass Eulen jedes auch noch so bewegliche Geräusch sofort lokalisieren können. Betrachtet man Eulen, so fallen einem sofort die große Ruhe und Geduld auf, die sie selbst bei der Jagd ausstrahlen. Wenn man diese Vermögen nun sinnbildlich versteht, könnte man sagen, dass die Eule Scharfsicht und Weitblick symbolisiert, und zwar auch dann, wenn es um sie herum dunkel geworden ist. Dann also, wenn alle die Orientierung verloren haben oder wenn sich alle im gedanklichen Dunkel an dem orientieren, woran sich jeder orientiert, oder an dem orientieren, was ihnen am bequemsten oder nächstliegenden erscheint, sei es nun die Gewohnheit oder die Ideologie der eigenen Zeit, das Denken, das man eben gerade so denkt.

Bezogen auf die existenziellen Fragen, die wir in diesem Buch behandelt haben, lässt sich am Ende sagen, dass der Mensch nur dann glücklich werden kann, wenn es ihm gelingt, im Hinblick auf all die Möglichkeiten der modernen Medizin eine solche innere Überlegenheit zu entwickeln, die ihn davor bewahrt, in den Sog der Machbarkeit zu geraten. Der von den technischen Möglichkeiten ausgehende Sog macht die Besonnenheit zunichte, denn ist man einmal in dem Sog gefangen, merkt man gar nicht mehr, wie der eine Schritt gleich den nächsten nach sich zieht. Alles scheint so selbstverständlich, dass man in Automatismen hineinrutscht, die man gar nicht mehr reflektierend gestaltet, sondern durch die man wie durch ein unsichtbares Gesetz gestaltet wird, indem man immer weiter in eine Richtung treibt, für die man sich nie bewusst entschieden hat. Als Arzt wie als Patient besonnen zu bleiben bedeutet daher nichts anderes als die Fähigkeit, sich nicht blenden zu lassen durch das Arsenal der Möglichkeiten und stattdessen Abstand zu gewinnen zu den Verführbarkeiten einer zunehmend marketinggeleiteten Medizinindustrie.

Wo liegt das Maß?

Medizin ohne Maß, das war die Diagnose, die ich gestellt habe. Eine Medizin ohne Maß kann es nur innerhalb einer Gesellschaft geben, die das Maß selbst verloren hat. Aber was ist nun zu tun? Es ist wichtig, sich zu vergegenwärtigen, dass der Mensch das einzige Wesen ist, das sein Maß selbst finden muss. Das Tier kennt kein Übermaß; es wird geleitet durch seine Instinkte. Der Mensch kann verführt und verleitet werden, verführt durch Versprechungen, verführt durch eine konsumistische Steigerungslogik. Im Gegensatz zum Tier findet der Mensch das Maß nicht einfach in seiner Natur, denn letzten Endes besteht die Natur des Menschen gerade darin, dass sie die eigene Natur durch die Vernunft übersteigen kann (und muss). Wenn also im Zuge der Fehlentwicklungen von heute manchmal der Vorschlag gemacht wird, der Mensch solle zu seiner Natur zurückfinden, so ist dieser Vorschlag nicht wirklich durchdacht. Der Mensch ist das Wesen, das dazu aufgefordert ist, seine Vernunft zu benutzen. Er ist aufgefordert, neue Horizonte aufzumachen, weil gerade das Bestandteil seiner Natur ist. Was wäre der Mensch, wenn er die Instrumente seiner Vernunft nicht immer weiter verfeinert hätte bis hin zur Schriftkunst als einer seiner wichtigsten Kulturleistungen?

Nicht also das Übersteigen der Natur ist das Problem, sondern das Ausfindigmachen der Grenze, ab der ein weiterer Überstieg nicht mehr im Einklang steht mit seiner Natur als Mensch. Diese Grenze zu finden stellt für jede Epoche und für jede Kultur neu eine Aufgabe dar, weil sie eben nicht in der Natur zu finden ist, sondern nur im Geiste des Menschen selbst. Und ebenso wenig kann diese Grenze ein für alle Mal festgezurrt werden, sondern muss in jeder Epoche neu geschaffen, neu kreativ erschlossen werden, weil jede Epoche neue Herausforderungen zu bewältigen hat und der Mensch in jeder Epoche neue Horizonte überblicken muss. Vor diesem Hintergrund kann die Antwort auf die Fragen unserer Zeit nicht lauten: Zurück zur Natur oder Zurück zur Schicksalsgläubigkeit oder Zurück in frühere Zeiten. Wir brauchen Lösungen für die Zukunft, die nicht einfach aus der Vergangenheit kopiert werden können. Aber die Vergangenheit, die Traditionen, aus denen wir erwachsen sind, können uns helfen, uns besser zu orientieren. Denn unsere Denkgeschichte ist voll von faszinierenden Einsichten und Anleitungen zum guten Leben. Viele davon haben wir in den vergangenen Kapiteln gestreift und manche sogar vertieft. Beziehen wir die Frage nach dem guten Leben nun auf die Medizin und fragen: Was kann eine Ethik der Besonnenheit für die moderne Medizin bedeuten und wie kann die moderne Medizin dazu beitragen, dass Menschen ein gutes Leben führen können?

Die Medizin und die Frage nach dem guten Leben

Ich denke, ein Grundproblem, das sich durch alle Kapitel zieht, liegt gerade darin, dass die moderne Medizin fast immer mit Aktionismus reagiert, mit dem Versprechen des Machbaren, der Vision der Veränderung des Körpers. Sie hat stets hantiert, den Körper verobjektiviert und an ihm sozusagen geschraubt, in welche Richtung auch immer. Eine auf Machbarkeit fixierte Medizin setzt jedenfalls immer nur auf die zu verändernden äußeren Gegebenheiten des Lebens, sie setzt auf die Korrektur des kranken Körpers. Sie verkennt aber, dass die Freiheit des Menschen sich nicht darin erschöpft, die äußeren Manifestationen zu gestalten – die größte Freiheit des Menschen besteht vielmehr in der Wahl seiner inneren Einstellung zu dem äußerlich Vorgegebenen. Wir leben in einer Ära, die durch die Einstellung charakterisiert ist, dass man sich mit nichts abzufinden habe, und so entwirft die moderne Welt ganze Arsenale der Weltbemächtigung.

Das Credo aber, dass die Welt grundsätzlich zu bemächtigen und nicht anzunehmen sei, dieses Credo lähmt die großen Ressourcen, die der Mensch hat, wenn er nicht nur an der äußeren Welt, sondern an seiner inneren Einstellung zur Welt arbeitet.

Hier kann es heilsam sein, sich das, was ist, in seinem einfachen Gegebensein zu vergegenwärtigen, weil auf diese Weise jeder Mensch dazu befähigt werden kann, dem Seienden auch mit einer Grundhaltung des sich Anfreundens zu begegnen. Das sich Anfreunden mit dem, was ist – das ist die zentrale Ressource, auf die jeder Mensch zurückzugreifen lernen müsste. Denn nur in dieser Haltung der Annahme wird er dazu befähigt werden, konstruktiv mit seinen Grenzen umzugehen.

Nehmen wir das Beispiel einer ernsthaften Erkrankung: Die Medizin hat gelernt, den gesunden und leistungsfähigen Menschen als Leitbild zu nehmen und in jedem, der diesem Leitbild nicht entspricht, das Mangelhafte und Defizitäre herauszustellen. Ja, die Medizin hat gelernt, das Kranksein als einen Störfall anzusehen, den man als eine Katastrophe zu fürchten hat. Das Leitbild des stets leistungsfähigen Menschen stellt allerdings eine problematische Ausgangslage für eine humane Medizin dar, weil eine solche den kranken und angewiesenen Menschen gerade nicht als Störfall betrachten kann. Vielmehr wird der Arzt dem kranken Menschen nur dann wirklich helfen können, wenn Krankwerden als zum Menschen unweigerlich dazugehörend, ja als eine menschliche Existenzform anerkannt wird. Nur wenn es als zum Menschen dazugehörig akzeptiert wird, krank werden zu können, ist es nämlich möglich, auf diese Existenzform mit einer verstehenden Grundhaltung zu reagieren, mit einer Grundhaltung, die das Sosein erst einmal so anerkennen kann, *wie es ist*. Erst diese Haltung, etwas so stehenlassen zu können, wie es ist, und zu vermeiden, es ständig mit einem fiktiven Ideal abzugleichen, ermöglicht es, dem Sosein einen Sinn abzugewinnen. Einen Sinn nämlich, der es dem Menschen erlaubt, die neue Erfahrung des Krankseins in das eigene Leben zu integrieren. Dieses Integrieren der körperlichen Veränderung durch Krankheit in das eigene Leben schließt eine sinnvolle medizinische Behandlung der Veränderung selbstverständlich mit ein. Aber es kann verhindern helfen, dass Behandlung und »Bekämpfung« der Krankheit zu einer Obsession werden, in deren Folge der krank gewordene Mensch übersieht, dass er auch als ›schwacher‹ und angewiesener Mensch noch ein erfülltes Leben führen kann. Die Möglichkeit eines erfüllten Lebens in Krankheit verwehrt sich der moderne Mensch selbst, und zwar nicht durch die eigentliche Krankheit, sondern vor allem durch eine problematische Selbstdeutung, von der aus viele Menschen ihrem Krankwerden lediglich mit einer Haltung des »Bekämpfens« begegnen.

Lassen Sie mich diesen Punkt mit einem antiken Beispiel verdeutlichen: Die Philosophenschule der Stoa hat für das Schicksal des Menschen das Bild der »Leine des Schicksals« verwendet. Es sei, wie wenn ein Hund an einem fahrenden Wagen festgebunden wäre. Die Leine lässt dem Hund viele Bewegungsräume offen, aber eben nicht unbegrenzte. Die Leine des Schicksals ist es, die ihn letztlich führt. Dieses Bild mag uns heute zu eng erscheinen, und doch ist etwas zeitlos Gültiges darin zu erkennen. Der Hund kann sich nämlich innerhalb seines Radius durchaus frei bewegen. Wenn er aber die Leine gar nicht akzeptiert und vollkommen ungebunden sein möchte, sich also ständig gegen diese Leine zur Wehr setzt, dann verliert er am Ende auch die Freiheit des sich frei Bewegens innerhalb seines ihm verliehenen Raumes. So ist Seneca zu verstehen, wenn er in seinen *Briefen an Lucilius* betont: »Den Willigen führt das Schicksal, den Unwilligen schleift es mit sich.« Der moderne Mensch und die moderne Medizin reagieren auf das Schicksal eher als Unwillige, die das Schicksal dann eben mitschleift. Die moderne Medizin gaukelt dem Menschen zuweilen vor, dass er die Leine ganz loswerden könne, und macht ihn in vielen Fällen noch unfreier, als er vorher war, weil sie ihm mit ihrem medizinischen Versprechen die Chance versagt, sich innerhalb seines Radius frei zu bewegen. Die Medizin möchte von dem Wert der Annahme seiner selbst nichts wissen, weil sie selbst von einem Machbarkeitswahn befallen ist und nur noch die Veränderung kennt und kein Innehalten, nur den Aktivismus und keine Besinnung, weil sie sich dem, wie der Philosoph Hans Blumenberg es ausdrückt, »Sedativum der Dynamik« hingibt. Das ist umso tragischer für die Medizin, als sie damit ihren Auftrag, dem Menschen zu helfen, nicht erfüllen kann.

Die Chance der inneren Heilkraft

Es wird Zeit, dass die Medizin ihre einseitige Konzentration auf die technische Machbarkeit aufbricht und sich dem kranken Menschen auch im Sinne einer Heilkunde zuwendet, die ihn aufschließt für seine innere Befähigung, das, was schicksalhaft da und nicht zu ändern ist, dadurch zu überwinden, dass es als Bestandteil des eigenen Lebens angenommen wird. Erst damit würde sie dem kranken Menschen umfassend gerecht, weil es einem Grundbedürfnis des Menschen entspricht, die Frage nach dem Sinn zu stellen und sich auf Ziele auszurichten. Der Mensch kann nicht anders als die Frage nach dem Sinn zu stellen, und dies erst recht im Angesicht eines durch Krankheit hervorgerufenen Leids. Daher ist es eine zentrale Aufgabe der Medizin, dem Menschen zu helfen, von innen heraus Sinn zu stiften. Natürlich ist es nicht möglich, das Krankwerden einfach als sinnvoll anzusehen; das Krankwerden ist immer das

Nichtgewünschte, ist immer das Widerständige, das man natürlich lieber nicht erleidet; aber wenn es da ist, unabänderlich da ist, dann hat jeder Mensch die Chance, so auf die Krankheit zu reagieren, dass sie nicht vollkommen sinnlos bleibt. Die Krankheit, sie kann dann wie ein lebensnotwendiger Hinweis sein, ein Hinweis auf die vulnerablen Punkte des Lebens. Die Krankheit bringt den Menschen an Grenzsituationen heran, und oft ist sie es, die ihm vor Augen führt, dass jeder Mensch letzten Endes alles, was er ist, von irgend einem Urgrund empfangen hat. Er hat sich nicht selbst gemacht, sein Leben ist nicht von ihm ausgesucht und von ihm gewollt; es ist ihm einfach gegeben worden. Das Ganze des Lebens ist eine Gabe, und nur dieses Gegebensein macht es möglich, dass der Mensch überhaupt etwas empfinden kann.

Man kann diese Empfindungen nicht verordnen, aber man kann eine Atmosphäre schaffen, die das Aufkommen dieser Gefühle nicht behindert, wie dies eben in einem bloß auf Zweckrationalität ausgerichteten Gesundheitssystem leider allzu oft der Fall ist. Und mir geht es auch nicht um die Propagierung einer bestimmten Sinnstiftung, die man eben nicht für alle Menschen in gleicher Weise propagieren kann. Mir geht es nur darum, aufzuzeigen, dass das Kranksein unweigerlich letzte Fragen aufwirft, dass das Kranksein auf Transzendentes verweist, den Menschen heranführt an Fragen, die das, was ihn im Alltag beschäftigt, übersteigen. Die Krankheit löst eine Krise aus, und aus der Vergegenwärtigung der Krise kann eine Kraft ausströmen, die bewusstseinsklärend und blickschärfend sein kann. Diese aus der Krise entspringende Kraft darf in der modernen Medizin nicht vernachlässigt werden, wie dies bislang weitgehend geschieht, weil auch diese Kraft eine heilsame Wirkung entfalten kann, wenn man sich auf den Patienten einlässt. Ärztliches Handeln bedeutet doch letzten Endes auch ein Zulassen und gar Möglichmachen einer inneren Kraft des Patienten. Dazu muss der Patient aber lernen, sich für das Wirksamwerden seiner inneren Heilkraft zu öffnen. Der Arzt, der Therapeut kann ihm dabei helfen, das Krankgewordensein als etwas anzusehen, das zur aktiven Bewältigung einlädt, als etwas, das dem Menschen einen Auftrag erteilt, damit er sich nicht einfach der Krankheit ausgeliefert fühlt, sondern auch im Kranksein seine Ressourcen erkennt, das Nicht-Gewünschte auf seine Weise zu überwinden. Und diese Weise kann eben nur eine innere, eine geistige Weise sein.

Mit diesem Verweis auf die Chance der inneren Heilkraft will ich verdeutlichen, dass das, was die meisten Patienten brauchen, ein verstehendes Gegenüber ist. Sie brauchen Hilfestellung und Begleitung, denn gerade bei ernsthaften Erkrankungen kann es dauern, bis Menschen aus der Phase der Hilflosigkeit herausfinden und wieder in die Lage versetzt werden, ihr eigenes Leben zu leben, die Kontrolle über ihr Leben zurückzugewinnen. Dass das lange dauern kann, hängt damit zusammen, dass sie sich erst ins Verhältnis mit ihrer Krankheit setzen müssen, um überhaupt zu realisieren, was die Diagnose für sie und für ihr weiteres Leben bedeutet. Die Diagnose ist eben nicht nur eine Tatsache. Sie geht mit einer Bedeutungszuschreibung einher, und genau das übersehen viele Ärztinnen und Ärzte, weil sie in einer Medizin arbeiten, die sich mehr mit objektiven und nachweisbaren Fakten beschäftigt als mit Hermeneutik. Dass aber gerade die Subjektivität, die die moderne Medizin ja methodisch ausklammern will, das Eigentliche ist, um einen guten Umgang mit dem Kranksein zu erlernen, wird nicht hinlänglich berücksichtigt.

Wenn der Arzt nur in Kategorien von Sollzuständen denkt und darin verharrt, so wird er den kranken Zustand lediglich als ein Defizit betrachten, als ein fehlendes Soll. Diese Blickrichtung auf den kranken Menschen lässt nicht nur den Patienten allein, sondern lässt auch die Potenziale verkümmern, die jeder Mensch hat. Denn auch und gerade im Angesicht einer enger gewordenen Zeit ist der Mensch grundsätzlich befähigt, dieser Zeit einen Sinn zu verleihen. Er kann grundsätzlich Ja sagen zu dieser Zeit. Er braucht aber in seiner Not jemanden, der ihm dabei hilft, Ja zu sagen. Nicht nur Ja zu sagen zu der Zeit, die da kommen wird und eng sein wird, sondern zugleich auch Ja zu sich selbst, Ja zu seinem Leben.

Daher dürfen wir nicht verkennen, dass der Mensch dazu befähigt ist, auch innerhalb der Unheilbarkeit im Bewusstsein größerer Zusammenhänge so etwas wie Sinn zu finden, vorausgesetzt man bietet in der Begegnung mit ihm Raum dafür, und vorausgesetzt, es ist jemand da, der ihn vielleicht aufschließen kann für diese Sphäre. So kann jeder Mensch heil werden, ohne gesund werden zu müssen. Er kann heil werden dadurch, dass er die Krankheit durch Annahme überwindet. Heilwerden nicht etwa durch das Planen, nicht durch das Machen, nicht durch die zweckrationale Bemächtigung, sondern Heilwerden durch das Sich-Aufschließen, durch das Sich-Öffnen, durch das Aufmerksamwerden auf die transzendenten Erfahrungen, die nicht kalkulierbar und fassbar sind. Auch ohne den Zweck leiblicher Heilung kann der Mensch heil werden, je nachdem, wie er mit seiner Krankheit umgeht, je nachdem, wie er sie in sein Leben integriert. Es geht darum, nicht zum Opfer unserer Ansprüche an die Machbarkeit der Welt zu werden und neu zu erkennen, dass unser Glück in Wirklichkeit bei uns liegt, aber eben nicht in unserer Hand, sondern in unserer inneren Einstellung.

Anmerkungen

1 Christina Hölzle: »Psychosoziale Aspekte ungewollter Kinderlosigkeit«. Stellungnahme für die Expertenanhörung der Enquete-Kommission *Recht und Ethik in der modernen Medizin* am 26. März 2001 in Berlin. – Die entsprechenden Statistiken finden sich in den Jahresberichten unter *www.deutsches-ivf-register.de.*

2 Peter Petersen: »Reproduktionsmedizin – Herausforderung an die ärztlich-wissenschaftliche Haltung der Menschwerdung«, in: Udo Benzenhöfer (Hrsg.): Herausforderung Ethik in der Medizin, Frankfurt a.M.: Peter Lang 1994, S. 81–98, hier S. 90.

3 Martin Rhonheimer: »Die Instrumentalisierung menschlichen Lebens. Ethische Erwägungen zur In-vitro-Fertilisierung«, in: Franz Bydlinski (Hrsg.), Fortpflanzungsmedizin und Lebensschutz, Innsbruck: Tyrolia 1993, S. 41–64, hier S. 53.

4 Siehe »Die Last des unbekannten Vaters. Anonym gezeugte Kinder auf der Suche nach ihrer Herkunft«, Radiofeuilleton *Deutschlandradio* vom 2. April 2009 (http://www.dradio.de/dkultur/sendungen/thema/944311/); siehe auch: »Auf der Suche nach der halben Herkunft«, Sendung *37 Grad* vom 14. Januar 2009. Siehe ferner »Papa Mama Kind«, *Südkurier* vom 3. Dezember 2009.

5 Vgl. Franz Böckle: »Biotechnik und Menschenwürde. Über die sittliche Bewertung extrakorporaler Befruchtung«, in: Die neue Ordnung in Kirche, Staat, Gesellschaft, Kultur 33 (1979), S. 356–362.

6 Frank Nawroth: »Social Freezing – Pro und Contra«, in: Der Gynäkologe 9 (2013), S. 648–652.

7 Martin Spiewak: »Die biologische Uhr anhalten«, in: DIE ZEIT, Heft 39 vom 19. Juli 2013.

8 Siehe Deutsche Gesellschaft für Gynäkologie und Geburtshilfe: »Tiefgekühlte Eizellen – Möglichkeiten für spätere Schwangerschaften«, publiziert in: http://www.dggg.de/leitlinienstellungnahmen/stellungnahmen/

9 Michael von Wolff: »Social Freezing: Sinn oder Unsinn?«, in: Schweizerische Ärztezeitung 94 (2013), S. 393–395, hier S. 395.

10 Claudia Bozzaro: »Ein Kind ja, aber erst irgendwann ... Überlegungen zum Einsatz von Egg- und Ovarian-Tissue Freezing«, in: Giovanni Maio, Tobias Eichinger u. Claudia Bozzaro (Hrsg.): Kinderwunsch und Reproduktionsmedizin – Ethische Herausforderungen der technisierten Fortpflanzung, Freiburg: Karl Alber 2013, S. 233–249.

11 Vgl. Marianne Leuzinger-Bohleber et al. (Hrsg.): The Janus Face of Prenatal Diagnosis: A European Study Bridging Ethics, Psychoanalysis, and Medicine, London: Karnac Books 2008.

12 Kirsten Wassermann u. Anke Rohde: Pränataldiagnostik und psychosoziale Beratung. Aus der Praxis für die Praxis, Stuttgart: Schattauer 2009, S. 111.

13 Ebd., S. 29.

14 Nach Monika Hey: Mein gläserner Bauch. Wie die Pränataldiagnostik unser Verhältnis zum Leben verändert, München: DVA 2012, Anhang. Vgl. auch Barbara Duden: Der Frauenleib als öffentlicher Ort, München: Luchterhand Verlag 2007.

15 43. ZEIT FORUM WISSENSCHAFT: »Per Gentest zum Wunschkind: Kommt bald die Schwangerschaft auf Vorbehalt?« Diskussion am 14. Oktober 2011 in der Berlin-Brandenburgischen Akademie der Wissenschaften Images.zeit.de/2011/43/ZEIT-Forum-Fortpflanzungsmedizin.pdf (abgerufen am 6. Januar 2014).

16 Markus Dederich: Behinderung, Medizin, Ethik, Bad Heilbrunn/Obb.: Klinkhardt 2000, S. 264.

17 Claudia Schumann: »Veränderungen in der gynäkologischen Praxis durch Pränataldiagnostik«, in: BzgA, FORUM 1/2007, S. 341.

18 »Ich wollte nicht abtreiben«. Monika Hey im Gespräch mit Christiane Hoffmann. http://www.faz.net/aktuell/praenataldiagnostik-ich-wollte-nicht-abtreiben-11970680.html (abgerufen am 9. Januar 2014).

19 Vgl. Luc Boltanski: Soziologie der Abtreibung. Zur Lage des fötalen Lebens, Frankfurt a.M.: Suhrkamp 2007, Kap. IV.

20 Irmgard Nippert u. Heidemarie Neitzel: »Ethische und soziale Aspekte der Pränataldiagnostik. Überblick und Ergebnisse aus interdisziplinären empirischen Untersuchungen«, in: Praxis der Kinderpsychologie und Kinderpsychiatrie 56 (2007) Heft 5691, S. 758–771, hier S. 765.

21 Maria Simon: »Danach. Die psychischen Folgen der Abtreibung«, in: Paul Hoffacker, Benedikt Steinschulte, Paul-Johannes Fietz u. Martina Brinsa (Hrsg.): Auf Leben und Tod. Abtreibung in der Diskussion, Bergisch-Gladbach: Lübbe 1991, S. 98.

22 Maria Simon: Myriam, warum weinst Du? Psychische Folgen nach einer Abtreibung, Uznach: Uznach-Verlag 1996, S. 106.

23 Ebd.

24 Marion Poensgen: Abschied von den unvergessenen Kindern. Frauen nach Schwangerschaftsabbruch und Adoptionsfreigabe, Freiburg: Lambertus Verlag 1998.

25 Simon: Myriam, warum weinst Du? A.a.O.

26 Vgl. Hey: Mein gläserner Bauch, a.a.O.

27 Vortragsreihe »Lebenszeichen | Lebensentscheidung«. Katja Baumgarten im Interview mit Sonja Toepfer. www.youtube.com/watch?v=qWSRHSmz9FQ (abgerufen am 9. Januar 2014).

28 Nach Hey: Mein gläserner Bauch, a.a.O., S.174.

29 Quelle: Pressemitteilung der DAK (Deutschen Angestellten-Krankenkasse) vom 12. Februar 2009 (www.presse.dak.de) Gesundheitsreport 2009. Analyse der Arbeitsunfähigkeit. Schwerpunktthema Doping am Arbeitsplatz. Hamburg: DAK, siehe http://www.dak.de/content/filesopen/Gesundheitsreport_2009.pdf. Vgl. zum Thema auch Stephan Schleim: Risiken und Nebenwirkungen der Enhancement-Debatte, in: SuchtMagazin 2/2010, sowie Jan-Christoph Heilinger: Enhancement. Der Fortschritt der Wissenschaften und die Möglichkeit, Menschen zu ›verbessern‹, in: Dossier *Bioethik* der Bundeszentrale für politische Bildung (bpb): http://www.bpb.de/gesellschaft/umwelt/bioethik/160269/enhancement.

30 Die Ergebnisse dieser Studie sind zu finden in der Zeitschrift *Pharmacotherapy: The Journal of Human Pharmacology and Drug Therapy*, 33/1 (Januar 2013), S.44–50.

31 Quelle: MDK*forum*. Das Magazin der Medizinischen Dienste der Krankenversicherung, Heft 3/2010, Schwerpunktthema: »Neuroenhancement. Der Traum vom optimierten Gehirn«.

32 Vgl. in Bezug auf das Medikament *Ritalin*: Jörg Blech, Ulrike Demmer, Udo Ludwig u. Christoph Scheuermann: »Wow, was für ein Gefühl!«, in: DER SPIEGEL, 44/2009, sowie Alexander Schwabe: »Ich bin ein Zombie, und ich lerne wie eine Maschine«, in: DIE ZEIT von 2. April 2009; http://www.zeit.de/campus/2009/02/ritalin (abgerufen am 18. Januar 2014).

33 Memorandum »Das optimierte Gehirn«, in: *Gehirn & Geist* 11 (2009), S.1ff.

34 »If couples (or single reproducers) have decided to have a child, and selection is possible, then they have a significant moral reason to select the child of the possible children they could have, whose life can be expected, in light of the relevant available information, to go best or at least not worse than any of the others.« (Julian Savalescu u. Guy Kahane: »The moral obligation to create children with the best Chance of the best life«, in: *Bioethics* 23/5 (2009), S.274–290, hier S.274.)

35 Ilona Kickbusch: Die Gesundheitsgesellschaft. Megatrends der Gesundheit und deren Konsequenzen für Politik und Gesellschaft, Gamburg: Verlag für Gesundheitsförderung 2006, S.69–71.

36 Nach Don Nutbeam: »Health literacy as a public health goal: a challenge for contemporary health education and communication strategies into the 21st century«, in: Health Promotion International, Vol. 15, No.3, S.259–267, September 2000.

37 Bettina Schmidt: Eigenverantwortung haben immer die Anderen, Bern: Huber 2008.

38 Gernot Böhme: Leibsein als Aufgabe. Leibphilosophie in pragmatischer Hinsicht, Kusterdingen: Die graue Edition 2003.

[39] Irmhild Harbach-Dietz: »Krebs und die Frage nach der Schuld«, in: SIGNAL 4/2012, S. 28 ff.

[40] Helmut Dubiel: Tief im Hirn, München: Verlag Antje Kunstmann 2006, S. 35.

[41] Giovanni Maio: Mittelpunkt Mensch – Ethik in der Medizin, Stuttgart: Schattauer 2012.

[42] Klaus Steigleder: »Ethische Erwägungen zur Organtransplantation und zum Hirntodkriterium«, Bundesgesundheitsblatt 2008; 51, 8: 850–856.

[43] Siehe Sabine Müller: »Revival der Hirntod-Debatte. Funktionelle Bildgebung für die Hirntod-Diagnostik«, in: Ethik in der Medizin 2010, 22: 5–17. Vgl. auch: President's Council on Bioethics: Controversies in the determination of death. A White Paper. Washington D.C. http://www.bioethics.gov./reports/death/index.html

[44] Ebd.

[45] Siehe Stefan Rehder: Grauzone Hirntod. Organspende verantworten, Augsburg: Sankt Ulrich Verlag 2010.

[46] Fritz Blättner: Vom Sinn des Alters, Kiel: Hirt 1957, S. 15.

[47] Romano Guardini: »Vom Altwerden«, in: Arzt und Christ 3/1957, S. 133–137, hier S. 134.

[48] Thomas Rentsch: »Altern als Weg zu sich selbst«, in: H. Blonski (Hrsg.), Ethik in Gerontologie und Altenpflege, Hagen: Kunz 1997, S. 93–104, hier S. 283.

[49] Claudia Bozzaro: Das Leiden an der verrinnenden Zeit. Eine ethisch-philosophische Untersuchung zum Zusammenhang von Alter, Leid und Zeit am Beispiel der Anti-Aging-Medizin, Stuttgart: frommann-holzboog 2013.

[50] Eva Birkenstock: »Altern und Selbsterhaltung. Zur Widergewinnung eines verdrängten Themas für die gegenwärtige Philosophie«, in: Christian Iber und Romano Pocai (Hrsg.): Selbstbesinnung der philosophischen Moderne, Cuxhaven: Traude Junghans Verlag, 1998, S. 193–208.

[51] Karlfried Graf von Dürckheim: »Der Sinn des Alters – Gereifte Menschlichkeit«, in: E. Mendelssohn Bartholdy (Hrsg.), Souverän altern. Zur Psychologie des Alterns und des Alters, Zürich / Stuttgart: Classen 1965, S. 13–23, hier S. 14.

[52] Odo Marquard: »Theoriefähigkeit des Alters«, in: Ders., Philosophie des Stattdessen. Studien, Stuttgart: Reclam 2000, S. 135–139, hier S. 137.

[53] Marquard: »Theoriefähigkeit des Alters«, a. a. O., S. 137.

[54] Rentsch: »Altern als Weg zu sich selbst«, a. a. O., S. 97.

[55] Ebd., S. 101.

[56] Hans-Martin Rieger: Altern anerkennen und gestalten. Ein Beitrag zu einer gerontologischen Ethik, Leipzig 2008, S. 77.

[57] Rieger: »Altern anerkennen und gestalten«, a. a. O., S. 103.

[58] Christian Mulia: »Altern als Werden zu sich selbst. Philosophische und theologische Anthropologie im Angesicht des Alters«, in: M. Kumlehn, T. Klie (Hrsg.), Aging – Anti-Aging – Pro-Aging. Altersdiskurse in theologischer Deutung, Stuttgart: Kohlhammer 2009, S. 103–127.

[59] Rieger: »Altern anerkennen und gestalten«, a.a.O.

[60] Quelle: *Die Presse.com* vom 18.06.2012.

[61] Siehe z. B. Brigitte Zypries: »Selbstbestimmung bis zum Ende«, *Frankfurter Rundschau* vom 26. Juni 2008, S. 12.

[62] Stephan Sahm: Sterbebegleitung und Patientenverfügung. Ärztliches Handeln an den Grenzen von Ethik und Recht, Frankfurt am Main: Campus [u. a.] 2006.

[63] Siehe z. B. die Broschüre des Bundesjustizministeriums zur Patientenverfügung, S. 36, http://www.bmj.bund.de/Publikationen/Patientenverfuegung_oe.html

[64] Udo Reiter: »Mein Tod gehört mir«, in: *Süddeutsche Zeitung* vom 21. Dezember 2013. Vgl. die Replik von Franz Müntefering: »Gefährliche Melodie«, in: *Süddeutsche Zeitung* vom 3. Januar 2014.

[65] Konrad Hilpert: »Der Begriff Spiritualität. Eine theologische Perspektive«, in: Eckhard Frick und Traugott Roser (Hrsg.), Spiritualität und Medizin. Gemeinsame Sorge für den kranken Menschen, Stuttgart: Kohlhammer Verlag 2009, S. 18.

[66] Norbert A. Luyten: »Der heutige Mensch zwischen Wohlstand und Sinnerfüllung«, in: Balthasar Staehelin, Silvio Jenny u. Stephanos Geroulanos (Hrsg.), Engadiner Kollegium *Vom Sinn und Wert des Lebens*, Schaffhausen: Novalis Verlag 1977, S. 181.

[67] Vgl. Philippe Ariès: Geschichte des Todes. Aus dem Französischen von Hans-Horst Henschen und Una Pfau, Darmstadt: Wissenschaftliche Buchgesellschaft 1996.

[68] Paul Ricœur: Lebendig bis in den Tod. Fragmente aus dem Nachlass, übersetzt und hrsg. von Alexander Chucholowski, Hamburg 2011, S. 198.

[69] Ebd., S. 73 f.

Stichwortverzeichnis

P

R

S

SERVICE

Liebe Leserin, lieber Leser,

hat Ihnen dieses Buch weitergeholfen? Für Anregungen, Kritik, aber auch für Lob sind wir offen. So können wir in Zukunft noch besser auf Ihre Wünsche eingehen. Schreiben Sie uns, denn Ihre Meinung zählt!

Ihr TRIAS Verlag
E-Mail Leserservice: kundenservice@trias-verlag.de
Lektorat TRIAS Verlag, Postfach 300504, 70445 Stuttgart,
Fax: 0711 8931-748

Bibliografische Information der Deutschen Nationalbibliothek
Die Deutsche Nationalbibliothek verzeichnet diese Publikation in der Deutschen Nationalbibliografie; detaillierte bibliografische Daten sind im Internet über http://dnb.d-nb.de abrufbar.

Programmplanung: Sibylle Duelli
Redaktion: Dr. Cathrin Nielsen
www.lektoratphilosophie.de

Umschlaggestaltung und Layout: CYCLUS Visuelle Kommunikation, Stuttgart

Bildnachweis:
Umschlagfoto: Antonio Bello, Karlsruhe

1. Auflage 2014

Printed in Italy

Repro und Satz: Fotosatz Buck, Kumhausen
gesetzt in: Adobe InDesign CS5
Druck: L.E.G.O.S.p.A., Lavis

Gedruckt auf chlorfrei gebleichtem Papier

ISBN 978-3-8304-6749-6 1 2 3 4 5 6

Auch erhältlich als E-Book:
eISBN (PDF) 978-3-8304-6750-2
eISBN (ePub) 978-3-8304-6751-9

Wichtiger Hinweis: Wie jede Wissenschaft ist die Medizin ständigen Entwicklungen unterworfen. Forschung und klinische Erfahrung erweitern unsere Erkenntnisse. Ganz besonders gilt das für die Behandlung und die medikamentöse Therapie. Bei allen in diesem Werk erwähnten Dosierungen oder Applikationen, bei Rezepten und Übungsanleitungen, bei Empfehlungen und Tipps dürfen Sie darauf vertrauen: Autoren, Herausgeber und Verlag haben große Sorgfalt darauf verwandt, dass diese Angaben dem Wissensstand bei Fertigstellung des Werkes entsprechen. Rezepte werden gekocht und ausprobiert. Übungen und Übungsreihen haben sich in der Praxis erfolgreich bewährt. Eine Garantie kann jedoch nicht übernommen werden. Eine Haftung des Autors, des Verlags oder seiner Beauftragten für Personen-, Sach- oder Vermögensschäden ist ausgeschlossen.

Geschützte Warennamen (Warenzeichen) werden nicht besonders kenntlich gemacht. Aus dem Fehlen eines solchen Hinweises kann also nicht geschlossen werden, dass es sich um einen freien Warennamen handelt.